JN294995

しなやかに生きる力が湧いてくる

メンタルタフネスの魔法

30代女性に贈る
心が晴れやかになるプログラム

森田由美子
Yumiko Morita
Counselor, Coach

コスモの本

はじめに

この本を手に取っていただき、どうもありがとうございます。そんなあなたに質問です。

あなたは、こんなことを思うことはありませんか？

□もっとがんばらなくちゃだめ
□いつも明るくないといけない（いつも笑顔でなくてはならない）
□私はこうあるべき（理想的な自分でなければならない）
□人前で自慢したり喜んだりしてはいけない（謙虚でなければならない）
□誰からも好かれなければいけない（嫌われてはいけない）
□いつも何かしていなければいけない
□自分をダメな人だと思う（私なんて）
□失敗してはいけない（間違ってはいけない）
□弱みを克服しなければいけない（弱みがあってはいけない）
□周りと違ってはいけない（同じでなければいけない）

ひとつも当てはまる項目がないのであれば、あなたにはこの本は必要ありません。

でも、ひとつでもチェックが付くのであれば、ぜひこの本を読んでみてください。きっとお役に立てるはずです。

もし、五つ以上当てはまる項目があるのなら、この本に掲載した、紙上「森田式メンタルタフネス」プログラムに、できるだけ早く取り組んでみてください。あなたの迷いを解消し、心を晴れやかにするのに貢献できると思います。

私は、カウンセリングやコーチングを仕事にしています。企業で働くみなさんをはじめ、多くの方々からメンタルヘルスの相談を受けています。その経験を基に、心理学の手法を応用して開発したのが「森田式メンタルタフネス」プログラムです。

このプログラムは、いろいろな場面で成果を挙げていますが、特に効果的なのが、30代の女性たちに対してです。

そこで、この本では、働く30代の女性を主な対象として、彼女たちに共通する悩みを解消する方法、そして心の「タフネス」を手に入れて、幸せな生き方をするための「魔法」についてお話していきます。

冒頭に挙げた10のチェックリストは、私のところに相談に来る30代の女性がよく口にする言葉です。実は、こんな「いけない」とか「ねばならない」という思い（自分へのダメだし）が、あなたの心を縛っているのです。

この本が、あなたの心の縛りを解いて、あなたの人生を充実させていくこと、そして、あなたの幸せに役立ってくれることを、心より願っています。

人材育成コンサルタント　森田由美子

目次

第1章　幸せを呼ぶ「森田式メンタルタフネス」

第2章　30代の働く女性がハマっている悩みの悪循環

第3章 メンタルタフネスを体験してみよう
―紙上「森田式メンタルタフネス」10のレッスン

第4章　心の「タフネス」を鍛えて悩みから抜け出そう

第5章　もっと幸せに生きるための6つのアドバイス

終章 心が晴れやかになる自分との10の約束

第1章　幸せを呼ぶ「森田式メンタルタフネス」

1 元気に生きる力が湧いてくる「森田式メンタルタフネス」

誰かがあなたをほめてくれるとしたら、あなたはどんな言葉でほめられたいですか？ ちょっと考えてみてください。

もしも、「あなたはタフな人ね」と声をかけられたとすると、あなたはどのように思うでしょうか？

「タフ」って言われると、筋骨隆々とか寝る間も惜しんで仕事をしている姿が浮かんできて、「ほめられて嬉しい言葉ではないわ」って思われるかもしれません。

でも、「タフね」と言われたら、喜んでほしいのです。なぜなら、心の「タフネス」を身につければ、どんな状況下にあろうとも、あなたが持っている本来の能力を発揮できるからです。

あなたは、いま、あなたが本来持っている能力を発揮できているでしょうか？ あなたが本来持っている才能や技術や知識を十分に活かせていますか？

この質問に「ＹＥＳ」と答えられる人は、現実にはほとんどいらっしゃいません。しかし、「森田式メンタルタフネス」のプログラムを実践して、心をタフにしていけば、この問いに「YES」と答えられるようになります。

私が、「メンタルタフネス」という言葉に出会ったのは、ジム・レーヤーの著書からです。ジム・レーヤーは、アメリカのスポーツ心理学の権威であり、マルチナ・ナブラチロワやモニカ・セレスなど、多くのトッププロテニス選手の心理面の指導にあたったことでも知られています。レーヤーは、心を強くするメンタルタフネスのトレーニングシステムを開発し、実践していることでも有名です。また、彼の理論はビジネスの世界にも応用されています。

レーヤーは著書の中で、膨大なプレッシャーを感じストレスを受けているスポーツ選手を例にとり、彼らが大きなストレスの中でその実力を発揮するには、心理状態を変える能力が必要だと言っています。心理状態を変える能力を持つことにより、私たちは、いつでも自分の持っている能力を発揮できるようになるのです。

「素晴らしい成果を上げるためには、いつも良い気分でいなければならない。
ちょっと心理状態を変えることで、上々の気分になれる。」
ジム・レーヤー著『メンタル・タフネス』（阪急コミュニケーションズ）より

私、森田由美子は、普段カウンセラーやコーチという仕事をしています。その仕事の一環として、さまざまな組織でメンタルヘルスの支援も行っています。企業の社員や団体の構成員のメンタル面でのサポートをする中で、私はずっと、もっと積極的なメンタルヘルス対策がとれないものか考え続けてきました。

一般に「メンタルヘルスケア」というと、精神的な不調者への対応と考えられています。もちろん、不調者への対応が重要であることは言うまでもありません。

しかし、私はさらに一歩進めて、「不調者を出さない環境づくり」に取り組む必要があると考えているのです。

組織がこうした積極的なメンタルヘルス対策に取り組むためには、医療や福利厚生の視点からだけではなく「働く人がイキイキ働き成果を出す」といった、経営の視点が必要になります。

そんな考え方を基に、「積極的なメンタルヘルスケア」の方法を模索していたころ、顧問先の会社で全管理職と面談をする機会を得ることができました。企業の管理職のメンタルヘルスに対する意識や、実際に行われている部下や職場へのメンタルケアについて、ヒアリングにより実態に触れることができたのです。

その結果わかったことは、メンタルヘルスについてしっかり理解し、部下にも目を配って不調者を出さないような対応をしている管理職は、「プレッシャーがありながらも心の健康を保ち、かつ忙しい中でも成果を出している」人であることでした。

その管理職への面談は、私に一つの気づきを与えてくれました。それは、ジム・レーヤーの「メンタル・タフネス」の考え方をベースに、実際に成果を挙げている管理職の方々の方法論を応用すれば、私の考えている積極的なメンタルヘルス対策ができるのではないか、ということでした。

その結果、誕生したのが「森田式メンタルタフネス」のプログラムです。このプログラムでは、「メンタルタフネス」を「自己信頼」「他者尊重」「感情と行動のコントロール」の三つの要素からなると定義付けています。さらに、個々の人が持つ「強み」に注目してプログラムが構成されています。

「森田式メンタルタフネス」プログラムは、私の会社であるC's PORT（以下「シーズポート」）の講座を通じて展開中です。すでに20期以上の修了生が出て、大きな成果を挙げています。

2 あなたの持っている能力を使いきって生きるための二つのSF

「森田式メンタルタフネス」プログラムの特徴は、二つの「SF」です。SFって、何だと思いますか？　SF映画を思い浮かべる方も多いと思いますが、サイエンス・フィクションのことではありません。

一つ目のSFは「strength finder（強みの発見）」、二つ目のSFは「solution focus（解決志向）」です。

一つ目のSF「強みの発見」とは、次のようなことです。

私たちは、成長の過程の中で、「よいところを伸ばす」ことよりも「弱いところを改善する」ことに目がいく傾向があるように思います。もちろん、弱みを改善すること自体は悪いことではありません。

でも、そのときに忘れないで欲しいんです。あなたにはあなたが持っている強みがあるということを。

人はそれぞれ違います。詩人金子みすずは、「みんなちがってみんないい」という詩を作っていますが、誰もがみんな個性を持っています。

ですから、それぞれが持っている強み、または能力を使い切って生きることに、もっと注目してほしいのです。それは、自分らしく生きていくということでもあります。

そして、個々が持つ「強み」を活かすために役立つのが、もう一つのＳＦである「解決志向」です。「解決志向」とは、簡単に言うと、「ありたい未来を描く↓それを手に入れるためにできることを考える↓できることからする」という考え方です（「解決志向」については，第３章で詳しくお話します）。

「解決志向」では、起きたことを「問題」ととらえるのではなく、まず受け入れて、「さぁ、どうする！」という観点で考えます。「どうにもならない」と思ってあきらめるのではなく、「できることをして少しでもよくする」ことを考えるのです。プログラムの中には、この「解決志向」の考え方が流れています。

あなたが持っている強みを発見し、それを使いきって生きる方法を身に着けるために、きっとこの二つの「ＳＦ」が役に立つでしょう。

3 心の「タフネス」が幸せを呼ぶ

「森田式メンタルタフネス」プログラムの大きな効果の一つは、このプログラムを行うと、ほとんどの人が「幸せ」を感じるようになることです。

プログラム講座の修了生の言葉をいくつかご紹介しましょう。

・メンタルタフネスのプログラムを実行していく過程は、これまで自分がまとってきた鎧を脱いでいく過程だった。
・私は、なかなかいいじゃんと思えるようになった。
・講座を受けてから、「私のことは私が決める」ことができるようになった。
・何かつきものがとれたように楽になった。
・これからの人生、転んでもすぐに立ち上がれそう。
・「今の自分が最高の自分」「偶然ではなく必然」を実感することができた。
・母に感謝できるようになりました。本当に感謝です。

母親との葛藤を長い間抱えていたというちかさん。今ではお母さんを受け入れることができるようになり、感謝の気持ちを持たれているそうです。お母さんを受け入れることができたことで、本当の意味で自分を信頼できるようになったのだと思います。

彼女たちは、本来の自分に気づき、自分をいとおしく思えるようになっています。「本来の自分に気づく」ということは、「私は私でいい」と、自分のことを受け入れることでもあります。ですから、結果として、とても楽な気持ちで毎日を過ごせるようになるのです。

私たちが生きていく上で、これほど力になることはないかもしれません。

「森田式メンタルタフネス」が幸せを呼ぶのは、「自分のことを好きになる」からです。

あなたも、このプログラムを実行して、自分のことを好きになりませんか？

4 人はそれぞれ違うことからはじめよう～山はさまざまな形の芽吹きで彩られる

多くの人が勘違いしているのは、「みんなと同じようにしなければならない」と思っていることです。

人と違うことを言ったり、違う行動をしたりすると、「変な人」と思われるんじゃないか。

仲間はずれにされたりしないか。

そんなふうに思ってはいませんか？　しかし、当たり前ですが、人はそれぞれ違うのです。気持ちを切り替えて、そこからはじめてみると、きっと気持ちが楽になります。


5月の新緑の季節に、山を訪ねたことがある人は多いと思います。新緑のみずみずしい自然の中にいると、それだけで心が癒されますよね。

私が今でも印象的なのは、鳥取県大山の新緑です。大山にアトリエを持っているガラス絵作家の友人を訪ねた時のドライブで、今まさに芽吹いたのではないかと思えるような、うぶ毛がまだある柔らかい緑に心を奪われました。

大山は鳥取砂丘と並ぶ鳥取県の自然遺産で、海抜一七〇九メートルの中国地方最高峰の山です。海抜八〇〇メートル以下の山麓帯にはアカマツやコナラの林があり、八〇〇〜一三〇〇メートルのあたりには、日本でも屈指の規模を誇るブナの森が広がっています。そして一四〇〇メートルくらいまで上がると、特別天然記念物にも指定されているダイセンキャラボクの純林にも遭遇できます。

新緑の季節には、数え切れないくらいの木々や草花が、それぞれ芽吹きを始めていきます。それら草木の一つひとつが違っていることは何ら問題なく、違っているからこそ大山の豊かさを生み出しています。そんな状態を、私たちは「自然の恵み」として感じ取るのです。
大自然の中では、さまざまな生命や物たちが、それぞれ違う個性を主張することで、全体が美しく調和しているのです。

もう一つ、例を挙げましょう。私には、冬の飛騨高山を訪ねた時に見た雪も、とても印象に残っています。枝だけになっている木々に雪が降り積もっていたのですが、木の形がそれぞれであるように、雪の積もり方も違っていました。

実は、それまで雪の積もり方の違いなど意識したことはありませんでした。飛騨高山で初めて気づいたのです。たとえば白樺。白樺は、すーっと枝が伸びています。雪もその伸びた枝にすっと積もっています。凛として雪をまとっている感じです。

一方、中には雪が帽子のように枝に積もっている木もあります。それは、よく見ると枝が大きく分かれている木です。そこにぽっこり雪が積もっているのです。「かわいい」、と思わず叫びたくなります。

さらに、花が咲いているように雪が積もっている木もあります。その木には、たくさんの小さな枝がついています。そこに綿をかぶせたように雪がくっついている感じになっているのです。白いまるい花が咲いているようです。

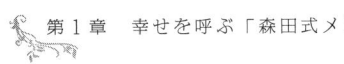

このように、木に積もる雪も、それぞれ違っているのが当たり前なのです。私たちは、とかくいろいろなものを「ひとくくり」にしてしまうことがあるようですが、ちょっと視点を変えると、自然界には同じものなどほとんどないことに気づきます。

筑波大学名誉教授の村上和雄先生は、その著書『スイッチ・オンの生き方』(致知出版社)の中で次のように書かれています。

一組の両親から生まれる子供には約70兆通りの遺伝子の組み合わせがある。つまり、一人ひとりの人間は70兆分の1の確率で選ばれて、この世に生まれてきている。一卵性双生児を除き、遺伝子が同じ人はいないというのです。

つまり、一人ひとりは本当に特別な存在なのです。人と違うのは当たり前。同じようにする必要はないのです。

あなたは、このことをどうとらえますか?

話は変わりますが、あなたは、「限定品」って言葉についつい惹《ひ》かれませんか?「特別」って言葉はどうでしょう?「手作り」とついているものには、ついついお財布のひもが緩んで、買ってしまっていないでしょうか?

このように、私たちは、それとは意識せずに二つとして同じものはない、ってことに価値を置いていたりします。

にもかかわらず、「人と同じように」ということに一生懸命になることがあります。人と一緒でなければ、「間違い」ととらえてしまうことも多いようです。

人と違うと「間違い（間違っている）」なんでしょうか？

間違っちゃいけない、という思い込みは、私たちにさまざまな影響を与えます。

そのような意識があると、何をするにも周りを気にして動いてしまいます。

会議で、自分の考えはあるのだけれども「どう思われるだろうか？」「間違っていたらどうしよう」などという思いが頭の中を占めてしまい、自分の意見が言えなかった。そんな経験はありませんか？

友達と一緒に映画を観に行った後、「よかったねぇ～」「あの俳優、恰好よかったね」などと言われた時に、あなたは「期待に添わない内容だった」「たいしたことなかった」と思っているにもかかわらず、自分の正直な感想は胸にしまって、つい「そうだね、よかったね」「うん、すごく恰好よかったね」なんて言葉が口から出ている、なんてこともあるのではないでしょうか。

その場の雰囲気を崩したくない気持ちもあるかもしれませんが、「違うことを言ってはいけない」なんて思ったり、「変なこと言って笑われたらどうしよう」といった考えが湧いてきて、気が付いたら適当に合わせていることもあるのではないでしょうか。

「間違ってはいけない」というのは、私たちが私たちらしく行動することを制限します。人がとってしまう行動には、確かに間違いがあることもあります。しかし、人の存在に「間違い」はありません。このことをぜひ、よく覚えておいてください。

人の存在に「間違い」はないのです。ただ「違い」があるだけです。

たとえば、仕事の能率について考えてみましょう。

Aさんは仕事をテキパキと期日までに仕上げます。ところがBさんは何をしてもいつもギリギリ、何かトラブルでもあると、大幅に仕事が遅れてしまいます。こういった場合、他人からはよくAさんは正しく（よい）、Bさんは間違っている（悪い）というラベルが貼られてしまいます。

その結果、Bさんは周囲からはいつも叱られ、自分でも「自分は何をやってもダメな人間だ」と思い込んでしまうことがあります。そんな状態に陥ってしまうと、自己否定感が強まり、自分の存在そのものが間違っていると考えてしまいます。

しかし、本当にその人の何もかもがダメなわけではないのです。その人の存在が間違っているわけではありません。もちろん、いつもギリギリになって、誰かに迷惑をかけるという行動は改める必要があります。しかし、それだけのことに過ぎません。


私がカウンセリングを担当した中に、実際に与えられた仕事のほとんどが遅れてしまう人がいました。その人は、いつも仕事を期限ギリギリまで自分で抱えていて、最後にどうにもならなくなってから他の人に助けてもらう、ということを繰り返していました。

その人は、毎日のように上司に怒鳴られ叱られていました。ですから、きっと、「自分はダメな人間だ」と思い込んでしまったのだと思います。自分はダメな人間と思い込んでいると、ますます仕事ができなくなってしまうのです。

私は、その人に行動を改めるためのコーチングをしました。

まず、仕事の洗い出しをしました。次に、その仕事に優先順位をつけて、はじめに何をするか、何をしないかを考えました。人は優先順位がつけられない場合、はじめの一歩が出ずに、行動が遅れてしまいます。これは、誰にでもよくあることです。

こうして、優先順位をつけて、はじめの一歩のために行動するように意識したことで、少しずつ仕事が進むようになっていきました。いつの間にか、上司から叱られることもほとんどなくなりました。

その人が本当に間違っているのであれば、こんなに簡単に変わるはずはありません。

3年前にも、ほとんど同じようなことで悩んでいる人がいました。彼は、先輩から毎日のようにひどい言葉を浴びせられて、精神的にしんどくなっていましたが、克服して今では仕事をバリバリこなしています。

その彼が、先日、3年ぶりに私の事務所に訪ねてきました。話を聞いてみると、一言お礼を言いたいとのこと。

「3年前に教えてもらった、仕事の優先順位の付け方や行動の仕方がとても役立っている。今でもその方法を紙に書いて、机の右の一番上の引き出しを開けると目につくように置いている」

ということでした。

このように、人は行動を変えることができます。行動を変えることで、私たちは変わることができます。行動の間違いなら、改めることができるのです。

そのためには、まず本来のあなたの存在を、あなた自身が認めることが大切です。あなたの存在は間違いであるはずがないのですから。

でも、本来の自分とはどんな自分なの？

そんな疑問を感じる人もいるかもしれません。

心理学者の宗像恒次先生の著書にはこう書かれています。

「本来の自分とは、人生が愉しくなる自分のこと。心理学的に定義するなら、親など養育者から無条件に愛され、あるがままの自分を愛し、自分の持っている力や才能をフルに発揮できる自分」。（『遺伝子を味方にする生き方』きこ書房）

いかがでしょうか。ここまで、いろいろな観点から説明してきましたが、私の提唱する「森田式メンタルタフネス」では、「人はそれぞれ違っている」ことを大切にします。それはあなたの個性です。個性は個性のまま受け入れましょう。

まずは、自分のことを自分が受け入れることから始めてください。

5 自分の強みを知ろう～桜切るバカ、梅切らぬバカ

あなたは「桜切るバカ、梅切らぬバカ」という言葉を聞いたことがあるでしょうか？梅の枝はきちんと剪定することにより見事な花実をつけるが、桜は伸びるに任せたほうが華麗に花を咲かせるそうです。

つまり、桜は切ってはいけないが、梅はむしろ（適切な方法で）切ったほうがよい。それぞれのよさを活かす方法は違うのです。

ここまで、

・人はみんな違う個性を持っている

・自分の存在を認めて大事にすることからはじめよう

というお話をしてきましたが、ここからお話したいのは、あなたには必ずよさ（強み）があること、そしてその強みを活かす方法はそれぞれ違う、ということです。

梅と桜の話に戻しましょう。

梅は、まだ寒い季節に凛として花を咲かせます。梅からは力強さが感じられます。一方桜は、その華やかさと儚さを愛でることが多いと思います。

ここでも、それぞれがそれぞれだから、どちらも美しいのです。

「森田式メンタルタフネス」の講座では、個々の強みをまず調べることからプログラムを進めます。講座の受講者には、事前にインターネット上で強み診断（「五源の導」。後述）をしてもらい、結果として出た五つの強みを持ってきてもらいますが、「えー、これが本当に私の強み？これまで弱みと思ってた〜」という言葉がよく聞かれます。

そういう人は、これまで桜の枝をバシバシ切っていた、あるいは梅の枝をなんの手入れもしなかったようなものです。

人は誰でも強みを持っています。私たちがせっかく持っているその強み（その人のよさ）をまず知ることが大切なのです。私には強みなんてないわ、と思っている方でも必ず強みはあります。

あなたの強みにスポットライトを当てたいですね。この本を通じて、あなたのこれまで気づかなかった強みをぜひ見つけてください。

6 素材を生かして美しく生きる

「美しいものを使い勝手のよいものに。使い勝手のよいものを美しいものに」。

これは、私がメンタルタフネス・プログラムを開発しようと思ったときに出会った言葉です。イメージトレーニングのために切り貼りしていた雑誌に、たまたま書かれていたのです。

私は、この言葉を次のように理解しました。

「美しいもの」とは、私たちそれぞれが持っている強みのことです。その強みは私たちの力になってくれるはずですが、果たして私たちは、その強みを活かしているでしょうか？

せっかく持っている強みを強みと認識し、活かす方法を探っていくこと。そのことが重要なのです。

「森田式メンタルタフネス」の講座に参加したなっきいさんが、

「プログラムを実行していく過程は、自分がこれまで着ていた鎧を1枚ずつ脱いでいく過程でした」と話していました。

私たちは、本来の自分という本領（強み）の上に、いろいろなものを重ねて着ています。それは、私たちが生きていく上で、きっと必要なものだったのでしょう。しかし、それがいつのまにか鎧のようになっていることが多いのです。

その鎧については、第2章で考えていきますが、それは「はじめに」でチェックしてもらった次のようなことです。

①もっとがんばらなければならない
②いつも笑顔でなければならない
③理想的な自分でなければならない
④いつも謙虚でなければならない
⑤誰からも好かれなければならない
⑥いつも何かをしていなければならない
⑦私は自分をダメな人だと思う
⑧失敗してはいけない
⑨弱みは克服しなければ
⑩周りと同じでなければならない

などなど。

人がいつのまにか着けている鎧は、まだまだ数限りなくあるのかもしれません。あなたはいったいいくつの鎧を着けてきましたか？

なっきいさんは続けて言いました。「メンタルタフネス・プログラムで鎧を脱ぐことができました。今度は私に合う服を着ていきます」と。

そうなのです。プログラムを終えたメンバーたちは、誰もが鎧を着ている印象がない状態になります。それは穏やかな印象です。「何かつきものがとれたよう」と表現する人もいます。鎧を着ていない、素材のままの自分のことを受け入れることができる。そういう状態になれば、人は本当の意味で強くなるのだと感じます。

あなたは、素材の上にどんなものを纏《まと》っていますか？

それは、あなたがあなたの強みを強みとして表現するのを邪魔していませんか？

～美しいものを使い勝手のよいものに。使い勝手のよいものを美しいものに～　とは、本来あなたがもっている強みを、強みとして表現することです。

もしかすると、あなたはせっかく持っている強みを十分に発揮できない状態に陥っているのかもしれません。それは、とてももったいないことです。ここで立ち止まって考えてみましょう。自分は、本来もっている美しい強みを強みとして生かしているか？　と。

7 タフネスとしなやか力

「タフネス」と「しなやか力」、一見正反対の言葉のようですが、心の「タフネス」を手に入れるとは「しなやか力」を手に入れることにほかなりません。

２０１１年に講座修了生による3回目の合宿を、広島県の湯来町で開催したときの話です。土曜日の午後から日曜日の昼食まで、参加者主体のプログラムが行われていきました。

その合宿で特に印象に残ったのは、２日目の朝の「散歩」でした。散歩といっても、１メートルばかりの川をこえたり、最後には鎖を持って5メートルぐらいある岩を登ったりする、山登りに近いちょっとハードなものでした。

季節は11月中旬、前の日に降った雨も手伝って、足元はかなり滑りやすい状態でした。途中2か所の休憩ポイントがあって、「ここから先は無理だと思う人は、無理をせず休んでそのポイントを楽しむように」との指示が出ていました。

そのとき私は、何度か「もうここまで」と思いつつも、みんなと一緒だったこともあって、最後の鎖場の手前まで行きました。そこではきれいな空気の中で、水をたたえて流れる滝を見ることができ、十分満足できたので、一度は「ここまで」と決めました。

が、鎖場を登って帰ってきた人が、興奮してこう話をするのです。

「よかったよ～、登りきった途端に空が広がって、さらに滝があって、虹が見えるんだよ～」。

「え～っ！　そんなこと言われたらどうしようかなあ……」。

「ここまで」と決めた心が揺らいでしまいました。せっかくここまで来たのだから、あと一息でゴールです。そう思うと、後で後悔するのはイヤだと思う気持ちが湧いてきて、「行く！」と決めました。まわりのメンバーは「先生、行くんですか?!」と心配顔です。

「行く」と決めたら何のためらいもなく、鎖を持って足場を見極めて、登り始めることができました。そうして、思っていたよりもすんなりと登りきることができたのです。

登りきった後の感動はいうまでもありません。話の通り、空が開けて下にあるよりも大きな滝が勢いよく流れ、そこに光と水が生み出した虹が輝いています。心が浄化されていくような感覚でした。

この話が「タフネス」と「しなやか力」とどう関係があるかというと…。

私が鎖を持って登って行くのを見ていたメンバーが、後で私にこう言ったのです。

「先生、本当に恐れを知らないんですね。恐ろしいと思った人は身体が硬くなって登れなくなるか、登りにくくなるんです」。

下からは、私が軽々と登っているように見えたらしいのです。私は、ただ鎖を両手で持って、足がきちんとかけられるところを選んで、前（上？）を向いて進んだだけです。当然のことですが鎖をしっかり持って。足場さえ確保できていれば落ちることはないので、私はただそうしただけだったのですが…。

タフな気持ちで挑戦すれば、自然にしなやかさも得られる。「タフネス」と「しなやか力」は同時に身につくものなのです。

この両手で鎖を持って片足は安全なところを確保して、というのは散歩の前のレクチャーで教えてもらっていたことでした。「3点確保」というそうです。

この経験は、私の「メンタルタフネス」プログラムとつながりました。「自己信頼」「他者尊重」「感情と行動のコントロール」の3点を確保していくこと、そして自分を信じて歩むことは、本当の強さ＝しなやかさ、につながっていく。そんなイメージが湧いてきたのです。

もともと私が「メンタルタフネス」プログラムを考えた時のイメージは、「安定している」、「のびやか」そして「しなやか」でした。本当の強さを手に入れている人は、しなやかでもあるのです。

前述したジム・レーヤーの本の中に老子の言葉が出てきます。

人は生まれたとき、柔らかく、弱い。
だが死ぬときは、固く、硬直している。
植物は柔らかく、樹液に満たされている。
だが、死ぬときはしなびて、乾いている。
だから、硬直し、たわまないのは死の使者である。
柔らかく、たわむのは生の使者である。
したがって、柔軟性のない軍隊は決して勝つことがない。
たわむことを知らない木は、すぐに折れてしまう。

―老子（中国春秋時代の思想家）

しなやかであることは、強さと密接な関係があるようです。

また、老子は「生けとし生けるものは、みな、たおやかである」という言葉も残しています。しなやかでたおやか。そんな状態を目指したいですね。

みなさんがこの本を読み進めていって、読み終わる頃には、「タフネス」とともに「しなやか力」を手にしていることを望みます。

第2章　30代の働く女性がハマっている悩みの悪循環

1 30代女子は悩み多き年頃

シーズポートの「森田式メンタルタフネス」の講座はすでに20期以上開催されています。受講者の年齢は、22歳から63歳。男女比でいうと大体3分の2が女性で3分の1が男性です。なかでも30代女性が最も多く、主催者である私の印象に残る受講者が多いのも30代女性です。

何が印象に残っているかというと、そのほとんどが、(講座を受ける前は)せっかく持っている自分の強みを受け入れようとしないことです。

「どうして、そこまで拒むんだろう?」と私は不思議に思いました。

「あなたのこんなところはいいよね」

と素直に伝えているのに、

「いやいや、そんなことはない」

という言葉が返ってきます。多くの30代の女性に、そう言わせるものは何なのでしょう?

そこで、30代女性の実態を探るべく、講座の受講者を集めて座談会を開催してみました。彼女たちの素顔を垣間見ることができると思います。

参加者（仮名）
ひろりん：公務員　30代半ば　未婚
はるかちゃん：会社員　30代前半　既婚　子供あり（３か月）
あこちゃん：会社員　30代半ば　未婚
みかちゃん：販売員　30代後半　未婚
ゆっきー：パート社員　30代前半　既婚
みくさん：会社員　30代後半　未婚

＊20代から30代へ

〜30代になって20代との違いは感じていますか？〜

ひろりん：20代は何も考えていませんでした。それなりに30代になれるのかなと思っていた、でも30代になって、「あまり成長していないぞ」ということに気づいたんです。

はるかちゃん：20代は自分のいいと思うことしかしなかった。30代になって、相手のことも考えられるようになった自分がいます。

みかちゃん：私も、20代には自分を中心に考えることしかできなかったけれど、30代になって、周りが見えるようになってきました。

はるかちゃん：20代は自分の感情で動いていたけれど、少しずつ感情だけでは仕事ができないことがわかってきて、いまではある程度冷静になれるようになりました。すると、仕事も楽にできるようになったんですね。30代になって「調和性」という能力がついたのかもしれません。

ゆっきー：20代はとにかく何かやってみようと思っていました。でもいまは「自分らしく生きたい」という気持ちが強いですね。30代はいろいろ考えるときかと思っています。30代になって、できることとできないことがはっきりしてきました。それだけに、いろんなことを着実に自分に落とし込める時期になっているのだと思う。

はるかちゃん：30代に自分というものを意識している人としていない人で、その後の人生に差がでるのではないでしょうか。

みかちゃん：25〜26歳くらいは仕事が楽しかった。周りを考えず自分が好きなことだけやっていた。でも30代になって燃え尽き、これから先のことを考えるようになりました。結婚していないから、生活は劇的に変わってはいないけれど、家族とも協力することが増えるなど、独身であっても30代は変化が大きいと思います。

これからどうすればいいのか不安もあります。でも、わくわくしているんですよ。30代の初めには何も見えなかったものが、40代を前に自分のしたいことが見えてきて、楽しみを感じています。今振り返っても、30代の初めはきつかった。
また、30代になると周りに親御さんをなくす方が増えてきて、自分の人生観を考えます。やっぱり、20代とは違いますね。

～30代は、ある程度周囲が見えるようになり、自分のことや自分の将来を考えるようになる時期だということですね。それだけに、悩みも多い。～

＊30代の仕事

～30代になって仕事について何か変わりましたか？～

はるかちゃん：30代は仕事に責任を持つ年代と考えています。自分だけがんばればいいと思っていたのが、チームで成果をあげたい、周りをよくしたいという意識が出てきました。みんなでがんばりたいと思っている。そして、がんばらない人をその気にさせたいと思っている。でも、育てたいと思うのに後輩が入ってこない現状もあるんですよね。

ひろりん：そう、会社が採用を手控えているので、後輩が入ってこない。だから、仕事の説明などはできても、指導育成ができるか不安があります。それでも、30代になると各部署に知り合いが増えたことで、仕事はしやすくなっているのは確か。

みくさん：森田先生の講座を受けて、私には「成長促進」という強みのあることがわかりました。でも、その強みが強すぎるのか、相手に厳しくなりがちです。「ここをがんばるとあなたも楽しくなる」と思う気持ちが強すぎて、相手に強要していることがあるかもしれません。

はるかちゃん：がんばっている、成長できていると思うと楽しい。でも、30代になると会社の中でも中核となる仕事をしたいという気持ちも起こってきます。しかし、なめられているのか、正しいことを言っても会社に受け入れてもらえないことがあります。認めてほしいと強く思う。

ひろりん：なんで私の意見をわかってくれないのか、と思うことがよくあります。でも、考えると自分の意見を言っていなかったかも。

あこちゃん：わかってほしいのなら声には出して言えばいいのに、言えません。自信がないこともあって、言わずにいたことが多かったと思います。

ひろりん：わかりにくいと周りから思われていたかもしれません。

こうしないといけない、という固定観念に縛られていたように思います。仕事でも自分が言うようなことは、そんなに大した意見ではないと思っていました。だから言えなかった。それが、強かった。そして、これぐらいのことは皆わかっているだろう、などと思って、言えなかった。

ゆっきー：いいことを言わなければと考えてしまう。いいことは何だろうと思っていると言えなくなって。

はるかちゃん：会議で意見を言わない人がいた。私なんかが言っていいのか、自分が発言して場を止めてはいけないと思っていたみたい。

その人には、「グループって参加することが大切なんだよ。あなたもチームの一員なんだから」と伝えた。あなたの意見が大切、ということがわかるといいのだけれど。

ひろりん：言いたいけど言えないのだろうなぁ、と思う人が周りにいる。がまんしているのだろうと感じる。言えばいいと思う。それとも、意見がないのだろうか。

ゆっきー：意見がないわけではないと思います。あるとかないとかよりも、私は、どちらかというと人の話を聞いていたいほうなんです。

はるかちゃん：30代は仕事をがんばる時期だけれど、仕事やコミュニケーションの悩みが多い気がします。

～社内にモデルになる人はいる？～

みんな顔を見あわせて

ひろりん：社内にモデルになる人はいませんね。部分的には見習いたいところはありますが。
はるかちゃん、あこちゃん：そうそう。部分的には見習いたいけれどね。
なかなか、その人のようになりたい！　というのはないですね。

～仕事はずっと続けるの？～

あこちゃん：なかなか就きたい仕事に就けないんです。希望は出せるけれども必ずしもその通りにならない現実があります。
ひろりん：仕事はずっと続けていきたい。仕事を辞める人生は考えられません。
はるかちゃん：自分がしたいと思う仕事であれば所属は何でもいい。教育の仕事をしたいと思ったら、どこの企業でもできると考えています。何を自分がしたいか、が大切だと考えています。

～30代になって、仕事の責任も出始めてきた。仕事は続けていきたい。でも、必ずしも望む仕事ではなかったり、社内で望む関係を築けているわけではない。そんな状態の人が多いようですね。～

＊結婚・生活

〜結婚や生活についての考え方は、30代になって何か変わった？〜

ひろりん：親からも親戚からもプレッシャーがあるし、私生活のことは考えたくもないと思っている自分がいます。

あこちゃん：20代の時に目の前の仕事ばかりやっていた。婚活をすればよかったな。もったいなかったかも。がむしゃらに仕事をやってきて、今になってこんな年になったと思うと、寂しくなってきました。

みかちゃん：40歳に近くなると親はあきらめ感がある。子どもを産むことを考えると、ちゃんと婚活したほうがいいと考えることがあります。

ひろりん：でも、周りに対象になる人がいない。

あこちゃん：今出会うと結婚を焦っている人と出会うんですよね。

はるかちゃん：婚活していても好きな人ができないこともあるみたい。好きになれないとか、選んでしまうと聞くけど。

ひろりん：知り合いはできるけれど、男友達はできない。

みかちゃん：自分が好きになる前に、この人はこういう人だなと見るようになってしまった。盛り上がらない。理由はわからないけど、ドキドキしなくなった。

ゆっきー：「ハッピーな恋の見つけ方」の講座に参加した。10代とか20代はドキドキ感があったけれど、この年齢になるとドキドキしないみたい。経験がインストールされてドキドキ感がなくなるらしい。

はるかちゃん：20代は毎日会いながら好きになっていった。社会人になると週に1回とか月に1回とか、毎日会わないから、好きになっていく機会が長期になってしまう。毎日会っていると自然にひかれていくのではと思う。

ひろりん：職場の人は仕事上の関係と割り切っているし、気になる人は数年前にはいたけれど、今はいない。

みかちゃん：20代は好きという気持ちが強かったが、今はあまりない。同世代の男性があまり魅力的に見えない。

あこちゃん：いいなと思う男性は、結婚している。少し年上の男性に目がいく。

みかちゃん：マイナス面ばかり見えるのかもしれないけれど、素敵と思う人がいない。ときめかない。

ひろりん：物足りないと思うことが多い。いろいろ指図してしまいそう。男性が頼りないと感じてしまう。

みくさん：お見合いをすると、「え〜っ？」と思う人が多くて……。最低限そこはできておいてほしいというところができていない人。例えば、ホテルで会うのにTシャツで来た人がいるんです。

決断力もない。「どこかに行きましょう」と言うけど、どこにいくのか決まらない。「少し歩きましょう」と言って夏の平和公園を暑い中ぐるぐると歩き回ったことがある。

お金の払い方もスマートではない。男性はこうあって欲しいと思っているところもあるから悪いのかもしれないけど、男性をたてたいところもあるし、全部割り勘だとちょっと物足りない。会話も弾まない人が多い。会話が弾まないから相手のことがわからないし、何も進まない。

ひろりん：女性が寛容になるべきなのかなぁ。

みかちゃん：私は既婚者ではないから、わからないけれど、友人に会うと嫁姑の悩みがあるみたい。世代間の違いというか、非難したり、イライラしたりしていることがよくあります。

はるかちゃん：今年の夏に子どもが生まれましたが、1日中何も自分のことをしないと寂しいと感じる。自分のために何かしてあげることが必要だとよく思います。時間をとることはできるので、そうしたいと考えています。

また、母親になると、働き続けることにいろいろ悩みを持つことになります。復帰した時に会社がしっかりしていればいいけれど、不安がある。

ひろりん：私の会社に小さい子どもが二人いる方がいますが、保育所から電話がかかってきたり、仕事も1時間ぐらい早く帰れる制度を使っていたりするのだけれど、とても大変そう。

みかちゃん：私は独身なので自由ですが。

みくさん：独身だけれど、好きなことをやっているかというと、家族と一緒だから引け目を感じながらしています。

ひろりん：そう、好きなことをやっているというより、やらなければならないことをやっている感じ。好きなことをやっているようでいて、そうでもないのかもしれません。

はるかちゃん：母が70歳ですが、見ていて辛そうなんです。これまで、自分のことを考えて生きてきていないので、今の年齢になって変わることができない。自由なのに自由ではいけないと思い込んでいるところがあります。

いい母親でなければ、いい妻でなければならないと思って、母自身が楽しんでいない。そうしないと、父に何か言われるとか思い込んでいて、言われたこともないのに勝手にそう思っています。

ひろりん：親の年代の人は自分が楽になる方法を知らない。30代に限らず、みんな森田先生の講座を受けてほしい。お母さんたちにぜひ受けてほしいと思う。

はるかちゃん：自分らしさがないと人との付き合い方も無理してしまう。結婚生活もそうじゃないかと思う。しっかりした自分があれば、自分らしくいる人を選ぶことができる。判断基準がしっかりするように思う。

〜未婚率の高さが社会的にも話題になっていますが、やはり現代の30代の女性は、あまり結婚に積極的になれないようです。結婚を拒否しているわけではないのですが、無理してまで結婚しようとは思わない。

結婚しても子育てと仕事（会社）との関係、嫁姑の問題なども待っている。年齢のことが気にならないわけではないが、妥協して結婚したくはない。そんな悩みを抱えている人が多いようですね。〜

2　自分を縛る考え方の落とし穴に注意

30代女性の座談会、いかがだったでしょうか。仕事を持つ現代社会の女性の多くは、30代になって一つの転機を迎えます。仕事ではある程度力量もつき、新たなステップに進みたくなる時期ですが、その要望と実際の仕事がうまくマッチングするケースはそう多くはありません。

一方、彼女たちは、結婚、出産、子育て、家庭づくりという、生活を激変させるもう一つの道のことも考えざるを得ません。

そんな環境の中で日々生活を送っている30代女性が、彼女たちを取り巻く人間関係や社会環境などに悩むのは、ある意味当然のことです。座談会の参加者たちの言葉からも、彼女たちが抱えるさまざまな悩みが見えてきます。

座談会はまだ続きますが、ここで一時中断して、現代の多くの30代女性がハマりがちな考え方の落とし穴についていて見ていくことにしましょう。

仕事を持つ30代の女性であるみちさんは、「思うように仕事ができない」「他人とうまくつきあえない」という悩みを抱えていました。現在の自分が嫌いで、新しい自分に変わりたい、でも変われない、というのです。

よくよく話を聞いてみると、みちさんは、いくつかの「こうあらねば」という考え方に縛られて、自分に「ダメ出し」をしていたのです。そんな状態になると、人はどんどん落ち込んでしまい、前向きに物事に取り組むことができなくなります。早くそんな状態からは抜け出さなければなりません。

みちさんを縛っていた考え方とは次のようなものでした。

①もっとがんばらなくちゃダメ
②笑顔でなくてはならない
③こうあるべき
④謙虚でなくては
⑤嫌われてはいけない（誰にでも好かれなければならない）
⑥いつも何かしていなければ
⑦自分をダメな人だと思う（私なんて）

それぞれについてみちさんの話を聞いてみました。

①もっとがんばらなくちゃダメ

上司は、仕事でたびたび私に業務改善を要求しました。そのたびに私は、あれもこれもと、できる限りの力や知恵を振り絞ってアイデアを出し、方法を考え、提案書を提出しました。

しかし、上司は、「いいね」と言いながらも、次に出るのは「でもね」という言葉。採用されることはゼロに等しかったのです。

こういう状態が続くと、

「私はまだまだ足りないんだ。もっとがんばらないと、認めてもらえないんだ。私にだけ意見を求めているということは、期待されているからだ。もっとがんばらなくては」

と思い、努力したのですが、やがてそういう状態がつらくなっていきました。

②笑顔でなくてはならない

子どものころ、私は気に入らないことがあると、どこでもかまわず、はぶてて（広島の方言で「ふくれっ面をして」という意味）いました。そんな私を見ると父はそっと私に近づき、他人に気付かれないように私の背中をトントンと叩き、「笑顔！　笑顔！」とささやきました。

私は「なんで？　私は怒っているのに、笑顔？」と思いながらも、親のいうことは聞かなくてはと思い、無理やり笑顔を作りました。

私の母親は、よその方によく「笑顔がいいね」と言われていました。そして、私も「みっちゃんのお母さんは、いつも笑顔がいいね」と話しかけられることがよくありました。

そんなことが繰り返しあったので、やがて私も「笑顔でいることは、いいことだ」と思うようになったのです。さらには、「どんな時も笑顔でなければならない」と思うようになり、やがて感情を出すことはダメだと考えるようになっていきました。

③こうあるべき

メディアや世間で、「よい人の理想像」などの情報を得るたびに、その情報は選択されることなく、私の中にインプットされました。その結果、私の中に「いい人の条件」が増え、身動きがとれなくなっていきました。

たとえば、「優しい人」「まじめな人」「誠実な人」「勇気のある人」「愛情豊かな人」などの話を聞くと、自分もそれぞれすべてを満たさなければならないと思ってしまうのです。結局どうしたらいいかわからなくなってしまいました。

④謙虚でなくては

自分のよい行いを人に話すことは、自分の自慢をすることになるのでよくない。そう教えられたことがあります。それ以来、自分のことは謙虚に、控えめにしなければならないと思っていました。

⑤嫌われてはいけない（誰にでも好かれなければならない）

嫌われてはいけないという思いが、いつごろからあるのかは覚えがありません。

でも、相手がどんなにひどい人であっても、嫌われてはいけないという意識が働いて、無理難題を言われても「何とかしなくては」と思ってしまいます。

⑥いつも何かしていなければ

立ち仕事で、いつも忙しく動いている職場だったので、座ることなどなく、いつもゴソゴソ動いていました。しかし、フッと立ち止まって一息ついていたところを、たまたま通りかかった上司に見られてしまいました。

上司は、「ヒマそうじゃない。これじゃ増員はできないな」と言って立ち去ってしまったのです。それ以来、フッと一瞬気を抜くことも出来なくなってしまいました。じっと何もしていない時間ができると罪悪感を覚え、何かをしていないと落ち着かなくなってしまいました。やがて、いつしかそれを人にまで求めるようになっていきました。

⑦自分をダメな人だと思う（私なんて）

「自分はダメだ」と思う経験の積み重ねで、いつしか自分はダメだと思うようになり、それが染みついて離れなくなりました。

小学生の時の担任は、「手を挙げて発表しなさい」としきりに言う先生でした。そこで、一生懸命手を挙げたのですが、当てられて答えると、「そうじゃない」とそっけなく言われてガッカリ。「だから手を挙げたくなかったのに」と思ってしまいました。

やはり小学生の時、みんなの前で自分の好きな人を発表する時間がありましたが、私は誰からも名前を挙げられませんでした。その時は、自分は嫌われている、ダメな人だと思いました。

高校受験の進路相談の時は、担任の先生に「○○高校を受験したい」と話したのですが、「そりゃあ無理よ！」と一蹴されてしまいました。この時も、自分はダメなんだと思いました。

あなたは、みちさんの話を読んで、どのように思いますか？　これだけいろいろな「ダメ出し」経験をした人は少ないかもしれませんが、なかにはあなたにも「そうそう」と思い当たる項目があるのではないでしょうか？

そのほかにも、「こうあるべき」という縛りはいろいろあります。怒られるようなことをしてはダメ、失敗してはダメ、お姉ちゃん（お兄ちゃん）なんだから我慢しなさい（自分でしなさい、面倒を見なさい）、甘えてはいけません、人に頼ってはダメ、周りと違ってはダメ、弱みは克服しなければいけない等々……。私たちはいろいろな言葉の呪縛を受けてがんじがらめになっているようです。

みちさんを縛っていた考え方について、もう少し深く考えてみましょう。

①もっとがんばらなくちゃダメ

このように考えていると、がんばってもがんばっても、「よし」「よくやった」と自分を認めることができません。走っても走っても、ゴールがない状態です。だから、自分を労うことができません。常に「もっともっと」と思ってしまいます。

何の達成感もなしに走り続けることはつらいことです。他の人はあなたに「がんばっているよ」と言ってくれるのに、あなたはそれを受け入れません。こうした状態からは早く抜け出さないと、やがて疲れてしまいます。

ゴールがあるものはゴールを見ましょう。もしもゴールがかなり先だったなら、無理せず手前のゴールを作りましょう。小さな成功体験を一つずつ積み重ねることが大切です。

途中でゆっくり走ったり、場合によってはひと休みする自分を許すことができると、人はずっと走り続けることができるんです。

②笑顔でなくてはならない

以前、私が専門学校で講師をしていた時に、あるクラスに印象的な二人の学生がいました。

一人はいつもニコニコしていて周りにたくさんの友人がいます。彼女は昔からおばあちゃんに「Mちゃんが笑顔でいると嬉しいよ」と毎日のように言われて育ったようです。おばあちゃんがそう言ってくれるのが嬉しくて、また笑顔でいるといい体験があったことも手伝って、Mさんはいつも笑顔でいることができるようです。

「笑顔でなくてはならない」という状態ではなく、このように「笑顔でいるといいことがある（誰かが喜んでくれる）」と思えるならば、人は自然に笑顔でいることができます。

一方、もう一人の学生は、髪の毛で顔を半分以上覆っていました。彼女は手紙で私に次のように伝えてきました。「私は、小学校2年生の時に、『お前が笑うと気持ち悪い』と言われました。それから笑うことができません」と。

30年近く前のことになりますが、読みながらとてもつらかったことを思い出します。優しい目をしている学生でした。その後、クラスのメンバーのよいところを書き出して手渡す授業なども行いました。そんなことで少しは自信が持てるようになったのか、卒業式を迎えるころには、彼女の髪型がおでこと目を出すものに変わっていました。本当に嬉しく、ほっとしたのを覚えています。

人の言葉って大きな影響を与えるものですね。後の章でお話しますが、「あなたは～」という言葉を否定的に使われると、人は縛られてしまいますし、傷ついてしまうのです。

③こうあるべき

「笑顔でなくては」というのもそうですが、私たちは子どものころから「よい子」であることを求められます。それは人間社会で生きるルールを身に着けるには当然必要なのですが、必要以上に縛られてしまう場合があります。

あなたの「こうあるべき」を書き出してみて、本当に現実に沿っているのか見直してみてください。「こうあるといい」かもしれないけれど、「べき」でなくてもいいこともあるのではないですか?

私も、今こうして文章を書いていますが、「本に書く文章とは～あるべき」と考えると、1行も前に進みません。そうなると「文筆家ではないわけだから書くべきではない」と思ってしまうかもしれません。「皆さんに読んでもらう完璧な文章を書くにこしたことはないけれど、今の私にはそれは無理。しかし、チャンスをいただいたからには、今、持てる力は発揮して書き進めよう」と考えることで、書き進めることができています。そのおかげで、こうして本を通じて、よりよく変わろうとしているあなたと出会うことができたのですから、これ以上嬉しいことはありません。

＊あなたの「こうあるべき」を書き出してみましょう

C's PORT

④謙虚でなくては

日本人にとって「謙虚である」ことは昔から美徳です。が、謙虚でありすぎると、自分のよいところを見る機会を失っていきます。

以前研修の時、5～6人のグループで、「一人ひとり自分ががんばっていることを話す、それを聞いている人が認める言葉をかけていく」というワークをしたことがあります（よくします）。

たいていの場合、認める言葉をかけてもらうときに目に涙をためる方が多くいるのですが、がんばったことを話しながら泣き出した方がいました。尋ねてみると、

「私は一生懸命やっています。やっているけどそれを言ってはいけない、と思っていました。今、口に出してみて本当によくやったよね、と思うと胸がいっぱいになりました」

とのこと。自分を受け入れることができたのでしょう。

がんばっていることをがんばった、と言えると自分を認めることにつながります。こんなチャンスを失うのはもったいないこと。実際にがんばったことを声に出してみましょう。人に伝えにくい場合は、自分で自分に「よくやった」と声に出して言ってみるといいですよ。

⑤嫌われてはいけない

この言葉は、言い換えれば「誰にでも好かれなければならない」となります。結構たくさんの方が悩まされている縛りではないでしょうか。

「人に嫌われてはいけない」「誰にでも好かれなければならない」という縛りは、人からの誘いや依頼を断ることを難しくします。

一つ例を考えてみましょう。

あなたは、仕事でみんなからあてにされています。みんなは気軽にあなたに仕事を頼んできます。結果的に、あなたはあふれるぐらいの仕事を引き受けてしまっています。そんなあなたが、明日締め切りの仕事を追いつめられてやっている時に、同僚が、「これ、今日中にやってくれる?」と頼んできました。

Aさん：もう、いいかげんにしてください。私が仕事で忙しいのは見てわかるでしょ。どうして、私ばかりに仕事を押し付けてくるんですか?

Bさん：(もういい加減にして! と思いつつ)わかりました。どういうことでしょうか?

Cさん：申し訳ありません。私は、今急ぎの仕事に追われています。他にもたくさんの仕事があって、今日中の仕事はお引き受けできません。どなたか他の方に頼んでもらえると助かります。

さて、みなさんはAさん、Bさん、Cさんのどの対応をすることが多いですか？

「嫌われてはいけない」という縛りを持つあなたは、Bさんのように答えることが多いのではないでしょうか？　自分はいっぱいいっぱいなのに、「断るとどう思われるだろう？」と不安になって、断ることができないのはBさんです。

Aさんは、その反対で相手に嫌われるかどうかよりも、自分の感情を大切にするタイプです。では、Cさんは？　自分も相手も大切にするので、相手を尊重しかつ自分の考えも相手に伝えてわかってもらおうとします。

Bさんは、自分の意見を伝えていないので、不満がたまっていくことが多く、どこかで爆発することもあります。

Bさんタイプのあなたに伝えたいのは、「ノー」と言ったから嫌われるとは限らないということです。ましてや、「誰にでも好かれなければならない」ということはありません。食べ物でさえ好き嫌いがあるように、たいていの場合、誰もが好きだと思う景色でさえ、嫌いだという人がいるものです。

あなたの気持ちを大切にしましょう。自分の気持ちを大切にすると、相手の気持ちも大切にしたくなるものです。

⑥いつも何かしていなければ

こう思う人は、何に追い立てられているのでしょうか？　人の目？　みちさんの場合はそうでしたね。いつもがんばっているのに、たまたま何もしていないところを見られてから、何かしら続けていないとダメと思うようになったんでした。

自分が見てほしいように相手に見てもらえなかった、そのことを気にしているわけです。こういう感性は、「失敗したらもう将来がない」という発想に結びつくことがあります。1度失敗したら取り返しがつかない、というような。

でも、本当にそうでしょうか？　何度でもやり直しはきくのではないでしょうか？　もちろん、1回はチャンスを逃したかもしれませんが、それで終わりではなく次のチャンスが必ず来るはずです。

⑦自分をダメな人だと思う

「あなたのダメな部分を書き出してみてください」と言われたら、あなたはいくつ書き出せそうですか？

あらためてダメな部分に焦点を当てて考えると、結構たくさん出てくるのではないでしょうか？　だって、自分より優れた人は世の中にたくさんいますから、そんなにダメではなくても、比べる人によってはどんどんダメなところだと思えてきます。自分のダメなところだけを見てしまうとしたら、とても残念なことです。

これからでも遅くはありません。自分のよいところ、できているところに焦点を当ててみましょう。最初は難しいかもしれませんが、ゆっくりじっくり考えてください。この場合、比べるのは誰かとではなく、過去の自分とです。去年よりできるようになった、昨日よりがんばっていること。そんなことを考えましょう。誰かからほめられたこともいいですね。

思い出してみると案外ありませんか？

そう、案外あるものです。ぜひ、それをそのまま素直に受け止めてくださいね。みちさんは、ほめられると「いやいや、そんなことはありません」と素直に受け止められないよう。ぜひ、「いやいや」という言葉はどこかに片付けて。

みちさんは自分のとらわれている縛りを書き出しながら、辛くなってきたと話してくれました。しかし、「ダメな自分」と思いながらも、いいこともいっぱいあったことを思い出したそうです。今まで生きてきた自分を支えてきたのは、やっぱり認められたり、ほめられたりした言葉だった。そう話してくれました。そして、あらためて「認められる」「ほめられる」「視点

＊誰かからほめられたことや過去よりよくなったことを
　書き出してみましょう

C's PORT

を変える」ことは重要だと思ったというのです。

人は、やっぱり認められたりほめられたりしたいものです。そのために健気なほど努力もし、おそるおそる周囲を観察したりします。

ですから、早いうちに視点を変えて「ダメな自分」より「よい自分」を受け止めるようにすれば、私たちは本来の自分らしく生きていくことができるのです。

3 より幸せになるためには

ここからは、先ほどの座談会で出た意見を順不同で紹介していくことにします。

まずは、「幸せを感じるのはどんなとき？　より幸せになるために必要なものは何？」という質問に対する答え。

《幸せを感じるのはどんなとき？　より幸せになるために必要なものは何？》

◆「人生をめっちゃ楽しんでるな」、と実感したときに幸せを感じます。だから、子育ても、いやなことも、ちゃんと楽しみたい。気持ちをそう変えていくことで、自分が成長できる。常に成長して、素敵な女性になっていくことも幸せだと思う。そうして、自分が誰かに元気を与えられるようになりたい。
◆自分らしさを見つけること、自分らしさに気づくこと、それが幸せ。周りの人が悩んでいるときに、私が話し相手になったことがある。そんなときに、私と話したことで「だんだんわかってきたことがある」などと言われると嬉しい。
◆人の役に立っているなと思えたとき。それに加えて「ありがとう」と言われ、役に立っていると実感できたときに幸せを感じる。相手は誰でも。仕事に限らず。
◆自分の存在が「あっていいんだ」と自分で思えたとき。
◆新しい考え方を聞いたときに、それを取り入れて自分が成長したい。そういういろいろな考え方を示してくれる人が傍にいてくれるといい。そういう人とならば結婚したい。自分だけでは世界が広がらない。世界を広げていける、いい影響を与えてくれる人がいい。ハードルあげているかなぁ〜。でも、そこは譲れない。
◆夢中になれる、わくわくするものが見つかったとき。好きな作家とか。輝いている人との出会い。男性にはイキイキしていることを求めている。そういう人とだったら一緒になりたい。
◆もっと成長していきたい。自分の可能性を広げたい。それは一人だと難しいので、会に参加して社外の人に会ったりもしている。いろいろな人と触れあいながら、もっと自分ができることが増えていけばいいなと思う。講座を受けて、周りの人もそれぞれいいところがあるとわかったので、自分も伸ばしつつ、周りの人も認めるようになりたい。
◆今までは、仕事にしてもやらされてる感が大きかったが、講座を受けてそう考えないようになった。仕事にしてもプライベートにしても、前向きに対応することで人生が楽しくなる。それを共感できる人がいてくれたらいい。
◆朝が楽しく起きられるようになったらいい。それが幸せ。家庭などの土台をしっかりすることが必要。今日はいい一日だと思えるようになれたらいい。
◆私は、独身時代は毎週外に出て疲れていた。結婚してからは、二人の仲をしっかりしたいと思い、家にいることが多くなった。子どもが生まれて専業主婦になって意外に楽しい。当たり前のことが楽しくなることが幸せ。
◆ちょっとしたいいことを見逃していることが多い。目の前の幸せをきちんと見ていきたい。

～「日常のいろいろなことを楽しめること」「人の役にたつこと」「自分を肯定すること」「もっと成長すること」など、前向きな生き方が幸せにつながると考えている人が多いようですね。～

《成長という言葉が多く聞かれたけれど、成長とは何？》

◆たとえば、毎日できなかったお皿洗いが毎日できるようになるのも成長。ふとしたことに気づくのも成長なんだと思った。
◆もっといい仕事ができること。より人に喜んでもらえるようになること。そういう人に自分をしていくことが成長。
◆外で気を遣った反動で、家で不機嫌だったり家族に八つ当たりしていたのが、自分をコントロールできるようになった。仕事も、やりすぎて疲れていたことがあったが、家でも穏やかな状態でいられるように、「ここまでしかやっちゃだめ」と思えるようになった。それも成長。
◆今までやってないことを進んでやるようになった。また、自分の考え方がプラス思考に変わった。それが成長だと思う。先週セミナーで「３万回感謝するとあなたは変わりますよ」と言われた。感謝することが癖になるくらい「ありがとう」を言うようにしようと思う。
◆日々過ごしていることが成長につながる。出会った出来事、人との出会い、それが成長の一段階になるし、次のステップへの糧になる。やると決めたことを実際にやる、そして感謝できるようになったこと。それが成長だと思う。
◆一つひとつをこなすというより、「自分でやる」という気持ちになれたことが成長かなと思う。

日々の積み重ねを大事にしていきたい。積み重ねが成長。
◆私にとっては、感覚でものを考えられるようになったら成長。自分は頭で全部考えて動く傾向があるから。直感で考えて動き、感じたい。

～どんな小さなことでも、これまでできなかったことができるようになること。そして、自分で自分をコントロールできるようになること。多くの人が、そんな自分の「成長」を目指しているようです。～

《座談会を終えての感想》

◆みんな同じようなことで悩んでいることがわかった。私だけ悩んでいるのではないという安心感があった。仕事と私生活では、それぞれ考えないといけないことがあるが、みなさんに勇気づけられた。
◆素敵な方に出会えて嬉しかった。同じような悩みを抱えていると思えた。講座を受けてわかった自分の強みを、もっともっと大事にしていきたいと思った。
◆友達とはあまりここまで話をすることがない。深い話をすることができた。自分を高めていきたいというような会話ができる場だった。いい空間です。

◆みんなそれぞれに素敵で、それぞれにいいところがあるということを感じられてよかった。自分を好きにならないと、相手もなかなか好きになれないということを最近考えていた。この年になって仲間とか友達ができるなんて思わなかったけれど、自分では照れくさいような内面の話ができる仲間に、この年で出会えたのは大きい。今までの自分も受け入れられるようになった。

今回の座談会の参加者は、全員「森田式メンタルタフネス」講座の受講者でした。ですから、一般の方とは少し反応が違っています。それは、講座のプログラムを通して、自分の強みを見つける方法や、自分の良さを受け止める方法をトレーニングしてきたからです。

だから、みちさんのように自分にダメ出しを続けて苦しくなっている人はすでにいません。一時的に昔の状態に戻ってしまった人はいますが、全くどうしたらいいかわからない状態ではありません。

座談会の後半の発言からもわかるように、今回の参加者は、いろいろな可能性を模索しながら、自分の幸せや成長を前向きに自分でつかみ取ろうとしています。そこが、プログラムの受講者とみちさんとの最大の違いなのです。

4 迷いから抜け出すために30代の女性が知っておきたいこと

これまで30代の女性と関わっていて、また今回座談会で話を聞いていて思ったことがあります。

まず、彼女たちは、いくつかの選択を迫られている時期にあるということです。20代との違いを感じながら、このままではいけない、ではどうするのがいいのかと思い悩んでいます。30代という年齢は、結婚もある程度そうですが、特に出産についてはタイムリミットがあります。さらに、仕事へのスタンス。20代にがむしゃらに仕事に取り組んできて、仕事の面白さも知った、できることも増えてきた。その時につきつけられるのが結婚と出産。さらに自分の能力を率直に認めてもらえないといったジレンマ。

そんな中で、選択を迫られたときに迷いが生じてきます。そして、一生懸命考えて選択をするときに「自分らしくあるとは」ということが頭の中に浮かんできます。が、いろいろな考え方の縛りが、「自分らしい選択」をすることを阻害するのです。

彼女たちは、30代の今、そんな自分にきちんと向き合うことが大切だとわかっています。30

代にこれまで着てきた鎧を脱ぎ捨て、自分に似合う服を着ることが、将来にわたって幸せをもたらすことに気づいています。

そんな30代女子に、私は二つのことを伝えたいと思います。

①自分の素敵部分を信じる　～根拠がない自信も大切～

座談会の最後に彼女たちも言っていましたし、後からも私に伝えてきたことがあります。それは、「それぞれに素敵だ」「魅力的だ」ということです。人から見るとわかることが、案外自分のことになるとわからないものです。座談会の中での言動からも読み取れると思いますが、みんな結構自分に厳しいですからね。

ここで私からの提案です。自分がほめられて嬉しいことを書き出してみましょう。そうですね、30個にチャレンジしてみましょう！　外見でも、性格でも、考え（思い）でも何でも結構です。特別すごいこともあるかもしれませんが、本当に小さなことでもいいんです。ともかく、「私のここをほめて！（ほめたい）」を30個書き出してみましょう。

そして、その中でいくつか（いくつでも構いません）気に入ったものを自分の魅力と信じてください。

私が尊敬する精神科医の方のお話の中に、「根拠のない自信」という言葉がよく出てきます。

＊私のここをほめて！（ほめたいこと）を 30 個
書き出してみましょう

C's PORT

私はこの言葉が大好きです。自分のサポートに役立つのであれば、根拠なんかいらない、とも
かく信じることが大切なのです。
しかし、あなたが書き出したあなたの素敵部分は、きっと何らかの根拠があるはず。信じる
に値することはいうまでもありません。
でも、もっと自信をつけたい人は、根拠のない素敵部分を思い切って書き出してみるのも面
白いかもしれません。

②自分が選ぶということ

30代は、女子にとって選択の年代です。あなたは、あなたの人生を自分で選択していますか？「自分で選ぶ」ということが大切です。私はこれまで、自分のことなのに自分で選択せずに、誰かにその選択権を委ねて後悔している人を多く見てきました。

親の言いなりで学校を選んだ学生、親の言いなりで結婚した人、仕事にしても先生が勧めたから、と。親や友人、学校の先生は、何かを選択するときのきっかけや情報提供者にはなるかもしれませんが、決めるのはあなたです。

あなたの人生の主役はあなたです。あなたが自分の人生のわき役でいるなんてもったいない。きっちりと主役を務めましょう。

「自分が選ぶ」「自分が選んだ」ということが、とても大切なのです。これは、カウンセラーという仕事をしていると、本当によく思うことです。

あなたの人生です。選択権はあなたにあります。何をどう選ぶかもあなた次第です。選んでいいんです。選んだ結果がどうあろうと、それは誰のせいでもありません。あなたが選んだのです。次は、その選択を信じて、何をどうするかを考えましょう。

いかがでしょうか。ここまで読み進めて、共感できるところはあったでしょうか。

ここで挙げたアドバイスに納得していただけたなら、次はぜひ「森田式メンタルタフネス」プログラムを体験してみてください。

次の章では、この本のために作成したプログラムを紙上体験できるようになっています。

第3章

メンタルタフネスを体験してみよう

—紙上「森田式メンタルタフネス」10のレッスン

それでは、実際に「森田式メンタルタフネス」プログラムにチャレンジしてみてください。

次ページの表は、シーズポートの講座で行っている正規のプログラムのメニューです。ただし、このプログラムは、複数の参加者がグループになって実行することを前提に作られています。

そこで、今回は、この本の読者のみなさんが一人でも実行できるように、特別に一人用のプログラムを考えました。

内容は、以下のようになります。

レッスン1　自分の強みを知る
レッスン2　強みを活かすとは
レッスン3　アクセルとブレーキ
レッスン4　強みを発揮できる状態を描く
レッスン5　ありたい姿に向かう
レッスン6　タフネス・ロード
レッスン7　タフネス・リソース（資源）

レッスン８　「自分ストーリー」を語る
レッスン９　タフネス宣言
レッスン10　グループの力を考える

正規のプログラムの簡易版にはなりますが、エッセンスは詰まっているので、効果は感じられると思います。

正規の「森田式メンタルタフネス」プログラムのメニュー

1日目（10時～17時）	2日目（10時～17時）
自分の強みを認識し、定着する。強みを発揮できる状態を知る（安定した自分を知る） 1．オリエンテーション 2．メンタルタフネスとは 3．強みとは 4．強み観察 5．強みを受け入れる 6．強みと弱み 7．強みを発揮できる状態を描く 8．まとめ	解決志向を通して考える。強みを発揮するためのリソースを探す。 1．振り返り 2．解決志向とは 3．タフネス・ロード 4．タフネス・スケーリング 5．タフネス・リソース 6．タフネス物語作成・発表 7．タフネス宣言 8．まとめ

さぁ、さっそく始めましょう。

ただし、決してあせらないでください。ゆっくり読み進めていって、「let's try!」のところに来たときに、じっくり取り組めばいいのです。「let's try!」のところでは、実際に作業を行います。できるだけリラックスしてやってみてください。

たとえば、お気に入りの場所で、お気に入りのコーヒーや紅茶を飲みながら、といった感じで取り組むのがいいと思います。実際の講座でも、お茶とお菓子を口に運びながら取り組んでもらっています。

また、このプログラムに取り組んでいると、そこで感じたことや考えたことを誰かに話したくなるかもしれません。そんなときは、ぜひ、誰かに話してみてください。あなたの理解が深まります。

親しい友達、親、兄弟、恋人、パートナーなど、あらかじめ話をする人を決めておくのもいいかもしれませんね。あるいは、友達といっしょにプログラムに挑戦して、お互い話をしながら進めていくのもお勧めです。

では、始めましょう。

レッスン1　自分の強みを知る

まずはじめに、あなたの強みを自分で目の前に並べてみましょう。

「森田式メンタルタフネス」では、自分の強みを認識し、それを受け入れていく過程をとても大切にします。

私たちは意外に自分の強みを知らないようです。自分でいいなと思っているところも、人と比べて「やっぱりだめだ」と判断してしまうケースもあります。また、自分の大きな強みに、まるっきり気がついていないこともあります。


あなたは、自分の強みについて考えたことはありますか？

自分の強みは何となく知っている、くらいに思っている方は結構いらっしゃいます。また、心理分析手法に基づくアセスメント（強み診断）をしたことがある方もいるでしょう。しかし、強み診断をしても、その時に「へぇー」と面白がっただけで、そのままになっているケースがほとんどです。「そうだよね」「そうかなぁ」「そうかもしれないな」と思うだけで、折角持っているあなたの強みを活かすことに結びつかないのでは、もったいないことですね。

実際の「森田式メンタルタフネス」の講座では、独自の「強み診断」を行って、参加者ごとに「自分の強み」上位5つを抽出するようにしていますが、ここでは以下の方法で、あなたの強みを見ていきます。

なお、講座の「強み診断」は、インターネットを通じて行うこともできます。巻末に掲載したアドレスにアクセスしていただいて、「強み診断」を行い、その結果を一緒に考えていってもいいと思います。

※注：この「強み診断」で使っている強みの尺度は、日本人の特質を考慮してシーズポートが大学と共同開発したものです。

◆Let's try！　自分の強みを探る

次の手順に従って、自分の強みを見ていきます。

Ⅰ　準備するもの

①付箋紙（「ポストイット」などの糊つきのもの。7センチ×2センチ程度）、色違い2種類を各20〜30枚くらい。

②気づきシート1（「ジョハリシート」。90ページ）をA3かB4の用紙に拡大コピーしたもの。

気づきシート2—1（95ページ）と2—2（96ページ）をコピーしたもの。

※注：気づきシート1は「ジョハリの窓」といって、米国の心理学者であるジョセフ・ルフトとハリー・インガムが考案したものです。このシートの各項目に従って自分のことを見つめなおすことで、人間関係の改善に役立てることができます。

2　方法

①付箋紙1枚に一つ、あなたの強み（自分で強みと思っていること）を書き出してください。最低20枚は書くようにします。

※注：以下は、「強み診断」のときに使う漢字のリストです。自分の強みを考えるときに参考にしてください。

「敬」「謙」「志」「策」「義」「創」「極」「拝」「恩」「解」「気」「愛」「勇」「癒」「起」「情」「信」「包」「慎」「和」「望」「育」「率」「等」「誠」「学」「雅」「優」「柔」「結」「陽」「律」

②書いた付箋紙を見て、そのあなたの強みを、他人もわかっている（だろう）ものと、他人は知らないものに分類します。

③気づきシート1の「開放の窓」と「秘密の窓」に、分類した付箋紙を貼っていきます。「開放の窓」には、他人もわかっている自分の強み（良いところ）を書いた付箋紙を貼ります。

「ジョハリシート」の4つの窓

	自分が分かっている	自分が分かっていない
他人に分かっている	**開放の窓** 「公開された自己」	**盲点の窓** 「自分は気がついていないものの、他人からは見られている自己」
他人に分かっていない	**秘密の窓** 「隠された自己」	**未知の窓** 「誰からもまだ知られていない自己」

「秘密の窓」には、他人は知らない自分の強み（良いところ）を書いた付箋紙を貼ります。

④次に、他人はあなたの良いところだと思っているのに、あなたは気づいていない、あなたの強みに焦点を当てます。

あなたがこれまでに誰かに言ってもらった、あなたのいいところを思い出してください。子どもの頃に言われたことでも、ふとした時に誰かが言ったことでも、どんなことでもかまいません。少し時間をとって思い出してみてください。もし、思い出せない時は、周りの誰かに「私のいいところ教えて！」と尋ねてみるのもいいですね。そう、この機会にぜひ誰かに聞いてみてください。

⑤他人が言ったあなたのいいところを、用意した違う色の付箋紙に、1枚に一つずつ書い

ていきます。

⑥書き出した付箋紙を分類して、気づきシート1に貼っていきます。

他人が言った「強み」が、あなたもそう思っていることなら「開放の窓」に貼ります。あなたが①で書いたことと同じ内容があれば、重ねて貼ります。

もし、ここで書き出した付箋紙の内容が、あなたが「秘密の窓」に貼り付けたものと同じ場合は、「秘密の窓」のその付箋紙をはがして「開放の窓」に移動し、重ねて貼ります。

人から言われて初めて気がついたもの、または人には良いところと言われるが、自分ではそうは思っていない内容の付箋紙は、「盲点の窓」に貼ります。

⑦全て貼り終えたら、じっくり眺めてみましょう。

⑧何か新たに気がついたことがあれば、付箋紙に書き出して「未知の窓」に貼り付けます（周りの誰かと、このシートを見て思うことについて話し合うのもいいでしょう）。

「未知の窓」は、誰からもまだ知られていない自己を書き出すところです。可能性を秘めた、意外な気づきがあるかもしれません。

⑨もう一度、ゆっくり眺めてみましょう。

「開放の窓」に、違う色の付箋紙が重ねて貼られている場合は、あなたは、その強みを強みとして表現（または行動）できていることになります。

自分が知らない
盲点の窓
未知の窓

自分の強みを探る「ジョハリの窓」

気づきシートⅠ

	自分が知っている
他人が知っている	開放の窓
他人が知らない	秘密の窓

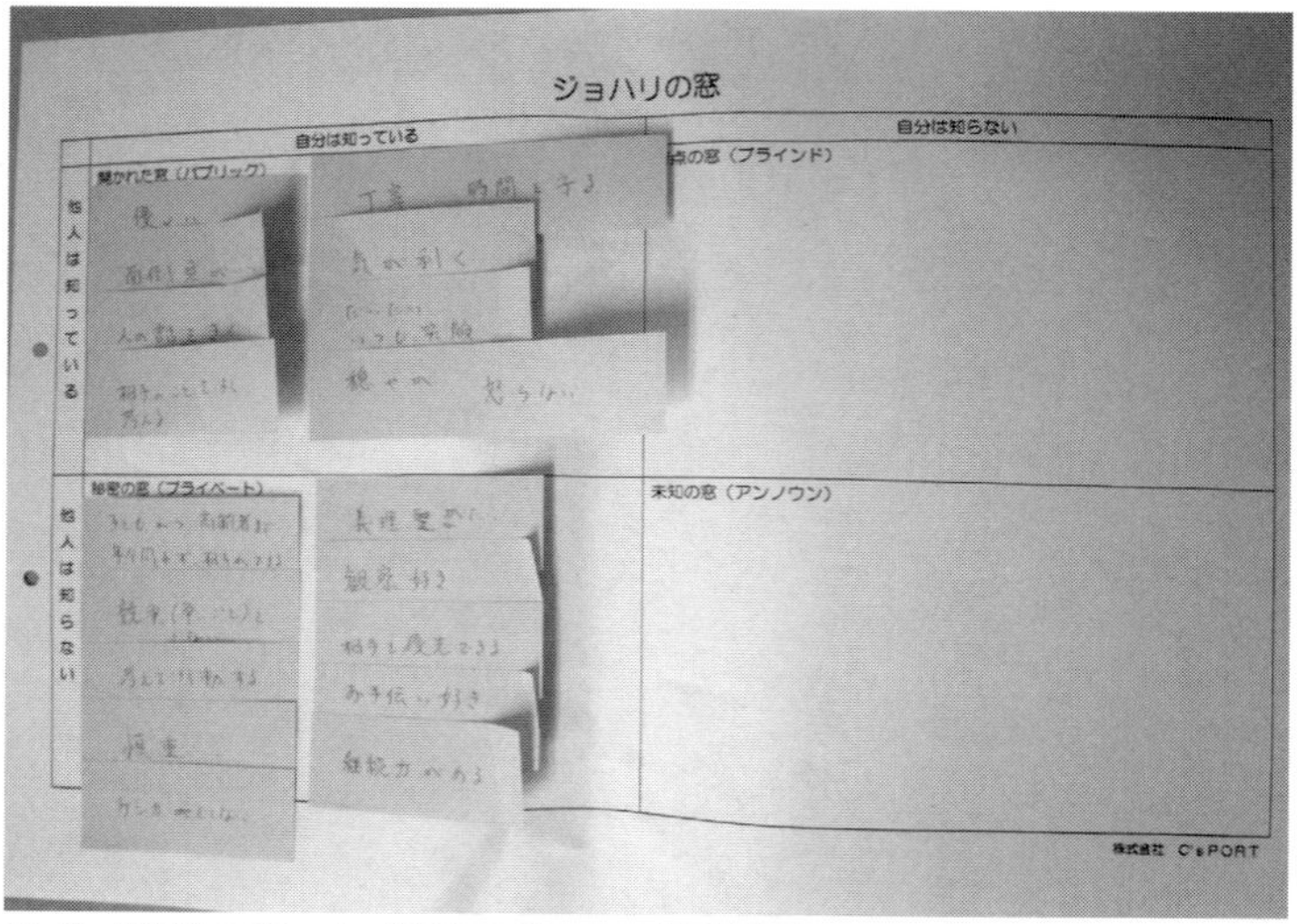

まず、「開放の窓」と「秘密の窓」に付箋紙を貼っていきます

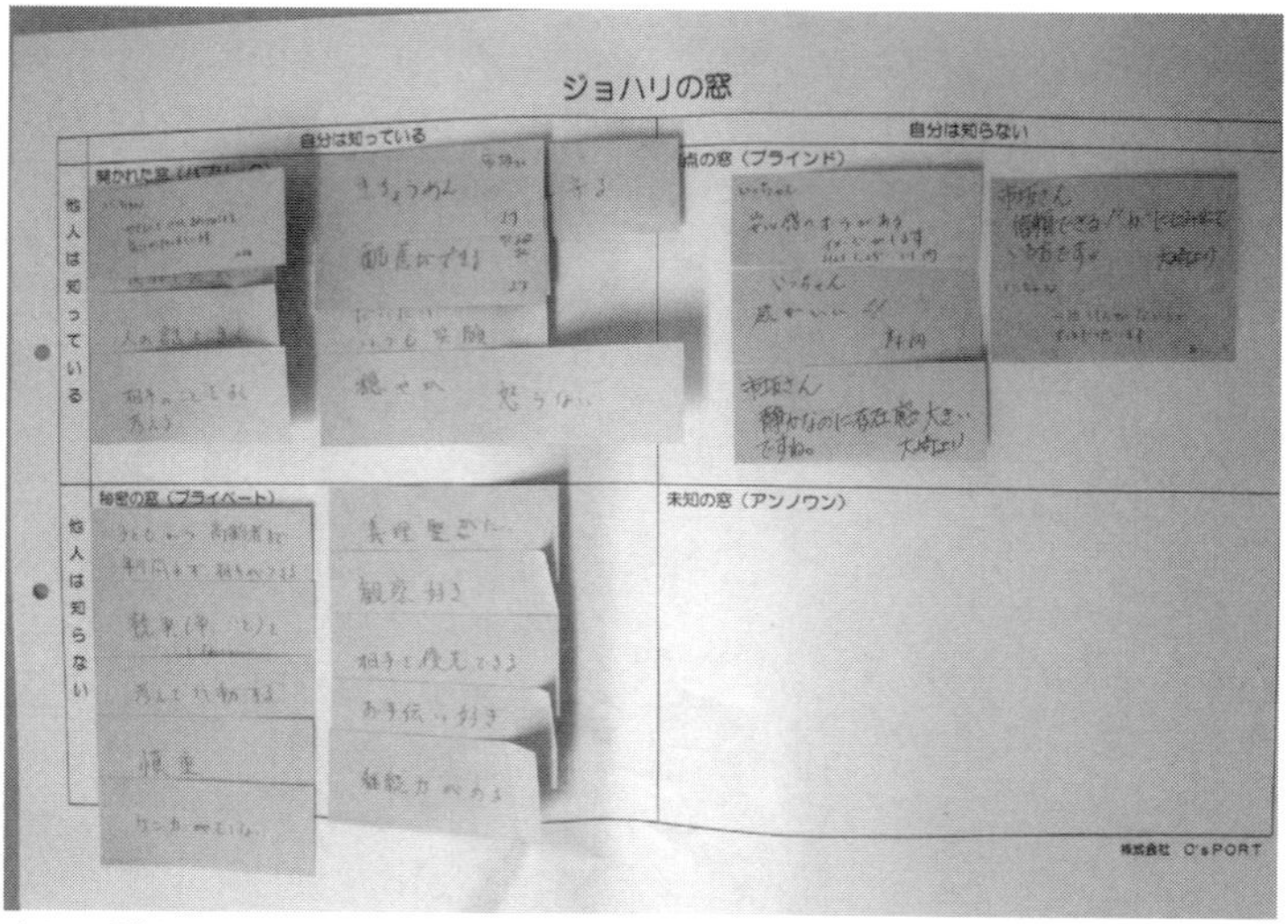

次に、誰かに言ってもらったあなたのいいところを書き出して貼っていきます

「秘密の窓」に貼られている内容は、折角自分で認めている強みなのに、その強みを表現できていないことになります。

「盲点の窓」にある付箋紙は、特にしっかりと眺めてみましょう。他の人が理解してくれている折角のあなたの強みを、あなた自身が強みとして認識していないことになります。今一度自分を振り返って、それをあなたの強みとして認識してみませんか？

そして、「未知の窓」。ここはいままで自分も他人も気づかなかったことを、新たに書き出す窓です。

できるなら、この自分の「ジョハリの窓」シートについて、思ったことや考えたことを誰かに話してみましょう。人は、誰かに話をしながら新たなことに気づくことが多いものです。思いもかけない考えが口をついて出てくることがあります。何か新たに気づくことができたら、「未知の窓」に書きこむか、新たに違う色の付箋紙を用意して書いて貼り付けましょう。

誰かと話すのが難しいのであれば、思いついたことを思いつくままに書き出すのも一つの方法です。とにかく何でも、自由に書き出してみてください。あなたが話すことによって、または書くことによって、新たな気づきが得られることがあります。あなたの素敵な部分がさらに見つかるかもしれません。ワクワクしませんか？

以上の作業がひと段落したら、次に、この自分の強みを探る作業をしてみて気づいたことを、気づきシート2―1に書き出してみましょう。

あなたに書き進めてもらうシートは「気づきシート」と名づけています。その理由は、どんな名言よりも、あなたの「気づき」が最高のテキストになるからです。気づきシートにはあなたの思うことを自由に書いてくださいね。

それでは、次に、あなたの強みベスト5を選んでみましょう。

ここまでの作業をしてきたら、自分の強みがかなりわかってきたはずです。自分で「強みベスト5」を決めて、気づきシート2―2に書いてください。この「強みベスト5」は次のレッスンで使います。

ここまで作業を行い、実際に自分の強みについて考えてみて、あなたはいま「あなたの強み」をどのようにとらえていますか？　折角持っている強みに気づいていなかったということはないでしょうか？

あなたにはあなたの強みがあるのに、弱みばかりに目がいっていませんでしたか。ダメ出しをし続けて、弱みを何とか克服しようと苦しくなっていませんか？

「桜切るバカ、梅切らぬバカ」の話を思い出してください。あなたの強みを無にしていたとし

自分の強みを探る

気づきシート2－1

私の可能性の窓

私の強みベスト５
気づきシート２－２

1

2

3

4

5

シーズメッセージ

たら、それはとってももったいないことです。

※注：気づきシートのところどころに「シーズメッセージ」と書かれた枠があります。「シーズ」（seeds）は「種」の複数形です。つまり、ここは可能性の種となるメッセージを書き込むコーナーです。シーズメッセージについては後程詳しく説明しますが、まずは、このプログラムを進めていくなかで、自分のいいところが心に浮かんだら、どんな小さなことでもいいのでここに書き留めてください。ここは、あなたからあなたへの褒め言葉を書くコーナーです。

レッスン2　強みを活かすとは

レッスン1の作業を通じて、あなたの現時点での強みが、自分でかなりの程度まで認識できるようになったのではないかと思います。ここでは、本来あなたが持っている強みをもう少し掘り下げて、あなたが持っている強みを活かすにはどうするか、について考えてみましょう。

◆Let's try！　強みの観察

Ⅰ　準備するもの

気づきシート3―1（101ページ）を5枚コピーして用意してください。

2　方法

レッスン1で書き出したあなたの「5つの強み」のそれぞれについて、より詳しく観察していきましょう。強みのそれぞれについて、思い当たることを気づきシート3―1に書き出していきます。

まず、上の枠に、5つの強みのうちの一つを書き出します。そして、その強みについて、あなたは実際の生活のなかで「活かしている」か「活かしていない」か、以下の例1と2を参考に考えて、シートに書き出していってください。

「活かしている」の部分に書き出すことができたものは、あなたの強みが強みとして表現されていることです。「本領を発揮できている」といってもいいでしょう。「5つの強み」それぞれについて書き出してみてください。

例1

強み：人の話をよく聞いて共感できる（「共感性」）

強みを活かしている

・あなたに話をするとすっきりすると言われる
・相談をよく受ける
・聞き上手だと思う
・話を聞いていると、自分とは違う意見でもそんなこともあると思える
・人の話を聞くことが苦痛ではない

強みを活かしていない
・相手の意見を理解しようとしすぎて、いつも合わせてしまっている
・自分の意見が言えない
・自分の意見がないのかと思い込んでいた
・自分の意見を言ってはいけないと思っていた

例２
強み：やるべきことをやり遂げられる（「達成欲」）

強みを活かしている

・やろうと思ったことは必ずといっていいくらいやり遂げている
・やることはたいていの場合、早い
・やるためにはどうするかという思考が早い段階で働いている
・最初にやろうと思った時には、タイミングが合わず挫折したこともあるが、何年か後には、また取り組んでその時には達成できる

強みを活かしていない

・達成することのみに意識がいき、内容が伴わないことがある
・無理をしてしまうことがある
・やり遂げていることがたくさんあるのに、気づいていない

「強み」見える化シートを書いてみて、あなたは何を思っているでしょう。

自分の持っている強みが、自分の行動や反応、また置かれている状況でいかようにも変わることに気がつかれたでしょうか？

例を挙げてみましょう。

「共感性」という強みがある人は、他人の話を聞くのが苦痛ではなく、自分でも聞き上手だと

「強み」見える化シート
気づきシート３－１

強みを活かしていない	強みを活かしている

思っています。しかし、「聞く」ことを意識しすぎて過剰に反応する傾向があります。たとえば、自分の意見を言ってはいけない、と思ってしまうのです。さらに、自分のことを「自分の意見がない人」と思い込んでいることもあります。

「達成欲」という強みを備えている人の場合はどうでしょうか。これは私も思い当たるふしがあるのですが、自分で強みを活用できているなと思うのは、納得がいくまで考えてやり遂げたときです。その反対に活用できていないケースは、達成することのみを優先させて、途中からバタバタとやってしまったようなときです。折角達成したにも関わらず、成果に結びつかないことがあるのです。

強みと弱み、長所と短所については表裏一体とよく言われます。持っているものは同じでも、それをどう認識し、どう行動するかで、強みになったり弱みになったりすることがあるのです。

さて、ここまでは、強みを「あなたの良いところ」として扱ってきましたが、強みとは何かということをもう少し明確にしていきましょう。

『さぁ、才能に目覚めよう！』（日本経済新聞出版社）の著者の一人、バッキンガム氏は、「強みとは、常に完璧に近い成果を生み出す能力」と定義しています。また、強みの核となるのは才能（本領）であり「無意識に繰り返される思考・行動パターンである」とも書いています。

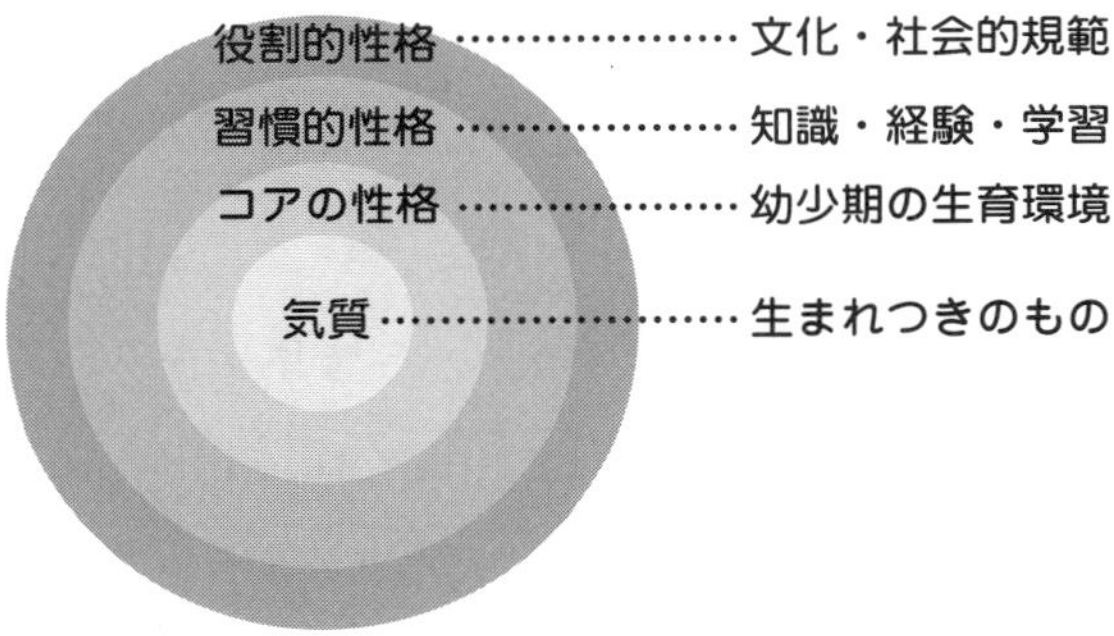

「森田式メンタルタフネス」では、強みを才能と同義語として扱います。その「強み」を、活かしているか活かしていないか、また活かすにはどうするか、という考え方でプログラムを構成しています。

私たちが本来持っている能力ともいえる「強み」を意識し活かすことが、「常に完璧に近い成果を生み出す」と考えているのです。そして「強み」を活かすことは、あなたらしく生きることにつながります。

では、それぞれの人の「強み」は、人の性格とどのような関係にあるのでしょうか。図を見てください。私たちの性格は、このように四つの構造で表されることがあります。最も中心にある部分は「気質」と名づけられています。気質は遺伝特性とも言われ、一生変わらない生まれつきの部分です。

気質の次の「コアの性格」は、主に幼少期の人間関係や生育環境で形成されるものです。ここも、ほとんど変化しない部分で、気質とコアの性格を明確に区別するのは難しいことでもあります。

その次にあるのが「習慣的性格」です。ここは、私たちが経験したこと学習したことを通じて形成される部分です。私たちが環境（人・もの・出来事）にどう関わってきたかに影響されるところで、たとえば、何か出来事が起きた時にどんな態度をとってきたかというのが習慣的性格です。今後の外部との関わりによって変化する可能性があります。

一番外側にあるのが「役割的性格」です。私たちは社会の一員として、いろいろな役割を担っています。たとえば、家庭では子として、親として、配偶者として。職場では上司として、部下として、先輩・後輩としてなど。この部分は、おかれた環境に応じて変化する部分で、変化することが求められる部分です。

この四つの構造を、私たちは広い意味で性格と呼んでいます。私たちが「○○さんはこんな人」と言うときには、この四つの要素が含まれています。

「習慣的性格」と「役割的性格」は、比較的容易に変えることができる部分です。つまり、あなたは外部の環境と接するときの態度や行動を変えていくことができます。

「強み」は性格の一部です。なかでも、「気質」や「コアの性格」と結びついた「強み」は、あなたの本来の能力です。その変わらない「強み」を大切にして、変えることのできる行動や態度によって外部との関係を改善していく。それが「強みを活かす」ことになります。

あなたが既に持っている強みを受け入れて、それを活かす方法を考えませんか。

シーズポートの「森田式メンタルタフネス」講座で行っている「強み診断」では、32の強みを挙げています（２０３ページ参照）。この32の強みのほとんどは、誰もが既に持っているものです。しかし、一人ひとりが違うように、それぞれの人の上位にある強みには違いがあります。

そして、多くの場合、強みは意識して行動しないと強みとして発揮されません。上位にある強みを意識して行動すれば、弱みを改善することよりもたやすく成果につながります。ぜひ、自分の強みを意識して行動する習慣をつけるようにしてください。


あなたは、これまで「気質」という本来の素材の上に、育ってきた環境の中でいろいろな服をまとってきました。もしも、自分に似合わない服、ましてや鎧を重ね着していたとしたら、あなたが本来持っている強みは打ち消されてしまっています。場合によっては、折角の強みが歪んであなたを苦しめているかもしれません。

似合わない服や鎧は着替えましょう。それは、決して難しいことではありません。

では、もって生まれた強みを活かすためには、どうしたらいいのでしょうか？

まずは、ジョハリの窓の「開放の窓」や「盲点の窓」にあるあなたの強み（あるいは、強み診断で出てきた5つの強み）をまず受け止めて信じることです。もちろん「秘密の窓」の強みも。「盲点の窓」に貼られているものは、あなたが気づいていない強みです。あなたの素敵な部分を人が気づいてくれているなんて、なんて嬉しいことでしょう。自分のことを値引きしないで、自信を持って正当に評価しましょう。

◆Let's try！　強みを観察してみて思ったことを語る

1　準備するもの

①書き込んだ5枚の気づきシート3―1。
②気づきシート3―2（107ページ）のコピー

2　方法

①気づきシート3―1を見て、「活かしている」場合と「活かしていない」場合の違いを誰かに話してみてください。話すことによってあなたの強みを活かす方法が明確になってきます。

レッスン1でもお話しましたが、実際のプログラムの講座では、「書き出す」「語る」ということを大切にします。人は頭の中にいろいろな考えや思いを持っています。それを口に出したり、書き出したりすることをしないでいると、頭の奥に眠っているだけになってしまいます。

強みを観察して思ったこと
気づきシート３－２

シーズメッセージ

ぜひ語ってみてください、書き出してみてください。本来もっている「強み」について考えていく時間が、あなたの強みを定着させていくのです。

気づきシート3―1に書き出したあなたの強みは、あなたが本来持っている強みですから、使いこなすことはそんなに困難ではありません。あなたが意識することで、結果はずいぶん違ってきます。ぜひ、その体験をしてください。

実際に講座の参加者からよく聞かれるのは、これまで弱みだと思い込んでいたことが、実は自分の強みだった、という話です。みな驚きの声で語ります。

せっかく持っている強みを弱みだと思っているなんて、これほどもったいないことはありません。

②では、気づきシート3―2に、ここまでの作業であなたの強みについて思ったことを書き出してみてください。

ここで、講座の修了生の言葉をご紹介しましょう。

「私は昔から物を捨てることができず、いつも物を溜め込んでいました。しかし、結婚した主人は片づけが非常に上手で、私が溜め込んでいたものを私に気付かれないように捨てていき、片付けていたのです。

それを知った時は非常にショックでした。「捨てないで、と言っておきながら捨てられていたことも気付かないなんて」と自分の片付け下手に情けなくなる思いでいっぱいでした。

しかし、自分の強みを知るテストをしてみると、そんな私の一番の「強み」は「収集心」だったのです。

意味がよくわからず読み進めると、「物や情報を集めることに意味を見出すので、モノを捨てることに不安を感じます」とありました。その瞬間涙が止まらなくなりました。

何十年もモノが捨てられなくて、自分が片付けられない人間と思っていたけれど、それは自分の一番の「強み」が影響していたとわかると、自分がだめな人間ではないと思え安心しました。モノが捨てられない理由がわかると、少しずつ捨てることができるようになりました。

人が聞くと小さなことですが、自分にとって大きな発見でした。これだけのことですが、自分自身に欠けている何かが埋まった気分でした」。


私がカウンセリングやコーチングで出会う方の中にも、せっかく持っている自分の強みに気づいていない方や、弱みだと思い込んでいる方が多くいます。

「森田式メンタルタフネス」では、一人ひとりが持っている強みをじっくりと見ていきます。

人によっては、「強み診断」の結果が本当に確かなのかを追求したくなるかもしれません。また、「正しくないのでは？」と疑問に思う方もいるかもしれません。しかし、１０３ページの図をもう一度見てください。「気質」は変化しませんが、「習慣的性格」や「役割的性格」の部分は変化します。「コアの性格」の部分でさえも、環境に影響を受けて、変わりにくいけれども変わることがあります。

だから、「強み診断」の結果が時間とともに変わることは十分に考えられます。

ここで大切なのは、結果として出てきたあなたの「強み」は、全くゼロではないということです。何らかの要素があるから、今のあなたの強みとして表に出てきたのです。重要なのは、その強みを受け入れていく過程にあります。

結果として出た「強み」を自分のものにしていく、それが、私が最も力を入れていることです。自分にはこういう強みがあると信じることで、心の基礎体力がついていくからです。

強みとは、自分の本来持っている能力が発揮された状態であるということを、言葉で表現した人がいます。大リーグで活躍しているイチロー選手です。ある時イチロー選手がインタビューで「自分の可能性が広がったと思うか」と訊ねられた時、こう答えたそうです。

「器が広がったとは感じていない。器の中のどれぐらいの能力が発揮できるか。それが変わったと思う」。

まずは、既にあるあなたの強みを活かすこと。強みを信じて、能力を発揮するためには何ができるかを考えること。そこから始めてみましょう。

レッスン３　アクセルとブレーキ

車にはアクセルとブレーキがあります。安全で快適なドライブをするためには、アクセルもブレーキもどちらも必要です。どちらかに不具合があると前に進まなかったりコントロール不能になったりします。

強みはいわばアクセルということができるでしょう。そして、ブレーキは、あなたが本来持っている強みを活かすのを阻害する要因と言えます。折角の強みを弱みだと思っているところもあるでしょうし、また成長する過程の中で何らかのブレーキをかけてきたこともあるでしょう。たとえばブレーキになるものとして、「人に嫌われてはダメ」「失敗しちゃダメ」「謙虚でなければダメ」などの意識が挙げられます。ここでは「10のダメだし」と名付けました。第２章でもふれましたね。アクセルの次は、あなたのブレーキについて考えてみましょう。

もちろん、ブレーキは必要なものです。しかし、心のブレーキは、意図せずに踏んでしまうことがよくあります。「失敗しない」ように行動することは必要なことですが、「失敗してはダメ」というブレーキが心の中にあると、あなたの積極的な行動を阻害してしまいます。

「誰からも好かれなければダメ」というブレーキは、あなたが自分の意見を言うのを阻害します。こうした心のブレーキが、あなたの弱みになってしまうことがあります。ブレーキを過剰に踏んでしまうのです。あなたは、信号でも横断歩道でもない、また危険でもないところでブレーキを踏んでいることはありませんか？

たとえば、まじめで誠実なさおりんさん、「まじめな人、誠実な人」と誰からも言われるし、自分もそこがいいところだと思っているのですが、「良い人でなければダメ」というブレーキをつねに踏んでしまっています。そのために、自分の生活のすべてで、どこでもまじめに誠実に過ごさなければいけない、良い人として行動し、発言しなくてはいけない、と思ってしまうそうです。

そうなると、まじめなこと、誠実なことが負担になってしまいます。折角の強みであるまじめであること、誠実であることを「しんどい」と感じるために、必要な行動までできなくなることもあるようです。

また、「内省」という強みがあるなっちさん。あれこれ考えることが好きで、いつも何かしら自分に問いかけているところが強みなのですが、「自分はダメだ」というブレーキがあるために、ついネガティブな考えから抜け出せなくなってしまいます。自分で落ち込むための材料づくりをしてしまっていることもあるそうです。

そんな人は、自分でブレーキを踏む、緩める、踏まない、を選ぶように心がけてください。自分で決めることが大切です。自分で決めてブレーキを踏むのであれば、それはきっとあなたにとって必要なことなのです。

知らず知らずにではなく、あなたが自分の意思で決めること。そのことが意識できるようになれば、あなたの負担は軽くなっていきます。

◆Let's try！　ブレーキをコントロールする

1　準備するもの

気づきシート４（114～115ページ）のコピー。

2　方法

①気づきシート４の「私の心のブレーキ《10のダメだし》」の10項目の中で当てはまるものにチェックをつけてください。あなたは、いくつ自分にダメだしをしていますか？

私の心のブレーキ　≪10のダメだし≫
気づきシート4

- □誰からも好かれなければダメ（嫌われてはダメ）
- □いつも明るくないとダメ（いつも笑顔でいなくてはダメ）
- □良い人でなければダメ
- □謙虚でなければダメ
- □もっと頑張らなくちゃダメ
- □正しくなければダメ
- □私なんて（ダメ）
- □失敗してはダメ
- □（困難や責任から）逃げたらダメ
- □周りと違ってはダメ

記入例

10のダメだし	ブレーキをコントロールする魔法の言葉
誰からも 好かれなければダメ	例）誰からも好かれている人って、本当にいるの？ このブレーキのおかげで、私には敵はいない。 自分の気持ちに素直になろう！ 皆と親友にならなくてもいい。
失敗してはダメ	例）失敗は成功の基（失敗から新しいアイデアが生まれる！） 失敗から何が学べるか考えよう。 1度失敗すると気が楽になるよ。
（困難や責任から） 逃げたらダメ	例）今、できることは何かだけを考えよう。 一人では無理なことは他の力を借りよう。 （他の力を借りることは逃げることとは違うよ） エネルギーがない時は、動かないこともあり。

10のダメだし	ブレーキをコントロールする魔法の言葉

②次の二つの問いをあなたに投げかけてみてください。

・あなたのブレーキは、良い結果を出していますか？

・あなたのブレーキは、あなたの意思で踏んだり緩めたりできますか？

良い結果が出ているのであれば、あなたが踏んでいるブレーキは、必要なのでしょう。これからも意識して踏むようにしてください。「私が選んで踏んでいる」という理解が大切です。

③良い結果が出ていないのであれば、そのブレーキをコントロールする方法を考えましょう。

ここでは、ブレーキを自分でコントロールするために、あなたのための「魔法の言葉」を作ります。

114ページ下にいくつか例を書いておきました。あなたが、チェックを付けたダメだしについて、自分のためにどんな魔法の言葉が作り出せるのか、楽しんで考えてみてくださいね。これまでに勇気づけられた言葉などを思い出すのもいいですし、同じブレーキを持っている人にアドバイスをするつもりで考えると作りやすいかもしれません。

レッスン4　強みを発揮できている状態を描く

あなたが強みを発揮できている状態をビジュアル化（目に見えるものに）していきます。「えっ!?　何それ?」って声が聞こえてきそうですね。

「森田式メンタルタフネス」では、ビジュアル化のためにコラージュという技法を使います、コラージュとは、もともと美術技法の一つで、フランス語で「糊づけ」という意味があります。カウンセリングでも「コラージュ療法」という方法が使われています。ここでは、あなたの「ありたい姿」をテーマにコラージュを作成します。どんなものができるか、楽しみながら挑戦してみてください。

◆Let's try！　自分の「ありたい姿」をコラージュする

Ⅰ　準備するもの

①雑誌、パンフレット、広告（旅行のものなどをよく使います）など切り抜いてもよいものをいくつか準備します。
②四つ切の画用紙（380×540ミリ）：切り抜いたものを貼っていく台紙として使います。
③はさみ、のり。

④気づきシート5（120ページ）をコピーして用意。

2 方法

①「私のありたい姿」「なりたい姿」というテーマを意識して、雑誌やパンフレット、広告を見ながら気になった言葉や写真、絵などを選んで切り抜きます。
②切り抜いたものを四つ切の台紙に貼っていきます。
③必要があれば、色鉛筆やマーカーで加筆してください。制限時間は1時間です。
④出来上がったコラージュをじっくり眺め、味わいます。
⑤気づきシート5にコラージュの写真を撮って貼ります。さらに、作って思ったことを書きとめてください。

最初は、何を切り抜けばいいのかわからず、雑誌のページをめくっていくだけ。構想も浮かんでこないので少し焦ったりするかもしれません。人によってはついつい記事が気になって、読んでしまっている人もいます（笑）。ところが、不思議なもので、作業をしていると普段は何気なく読み飛ばしていた言葉が、今の自分にとってメッセージ性の強い言葉であるように思えてきます。また、1枚の写真がこれからの自分を表しているように見えることもあります。

これは、本当に不思議なことです。

さぁ、始めましょう。

コラージュはでき上がりましたか？　でき上がったら、気づきシート5にコラージュの写真を撮って貼ってくださいね。

あなたが作ったコラージュは、あなたにはどう見えますか？

では、次に作成したコラージュが何を表しているのかについて語ってください。その中にあなたの強みが活かされているとすると、どのように活かされているのかを話してください。

あなたは、何を語ってくれるでしょうか？

一人で語るのはどうも、という方は、気づきシート5の下の部分に書いてください。

私は、講座のときのこの発表の時間をとても楽しみにしています。聞いている人たちもすっかり聞き入っています。「へ～ぇ」とか「そうなんだ～」なんて声が聞こえてきます。

でも、一番驚いているのは話をしている本人かもしれないと思うことがよくあります。意図せずできたコラージュについて話しながら、自分の中に気づきが生まれていくのだと思います。

誰かに話すもよし、一人で声に出すもよし、気づきシートに書くもよし、です。ともかく頭の中から外に出してみてください。

ありたい姿
気づきシート5

◆できたコラージュを写真に撮って貼りましょう。

◆コラージュを作ってみて、思ったことを書きとめておきましょう。

シーズメッセージ

シーズメッセージ

シーズメッセージ

きっと、思いもよらない言葉が出てくることでしょう。

自分と向き合う時間を作ることで、普段は見過ごしているもの、そして意識していないものが言葉になり、表現できるようになるのです。


実際の講座では、他の参加者のコラージュを見ながら発表を聞きます。そこでここでは、3人の30代の女性が実際に作ったコラージュを掲載します（ここではモノクロですが、この本のカバー袖の部分にカラーの写真も掲載してあります）。そして、彼女たちが作ったときに思ったことと、今改めて思うことを話してもらいましたのでご紹介します。

◆あやっぺ

講座受講2回目のときに作ったコラージュです。

あやっぺの強みは「最上志向」「収集心」「慎重さ」「内省」「達成欲」。

●コラージュを作成した時に感じたこと

とにかく前を向いて進んでいるイメージにしたいという思いがありました。

具体的に何の写真を使って作ろう、というプランがあったわけではなかったので、雑誌を

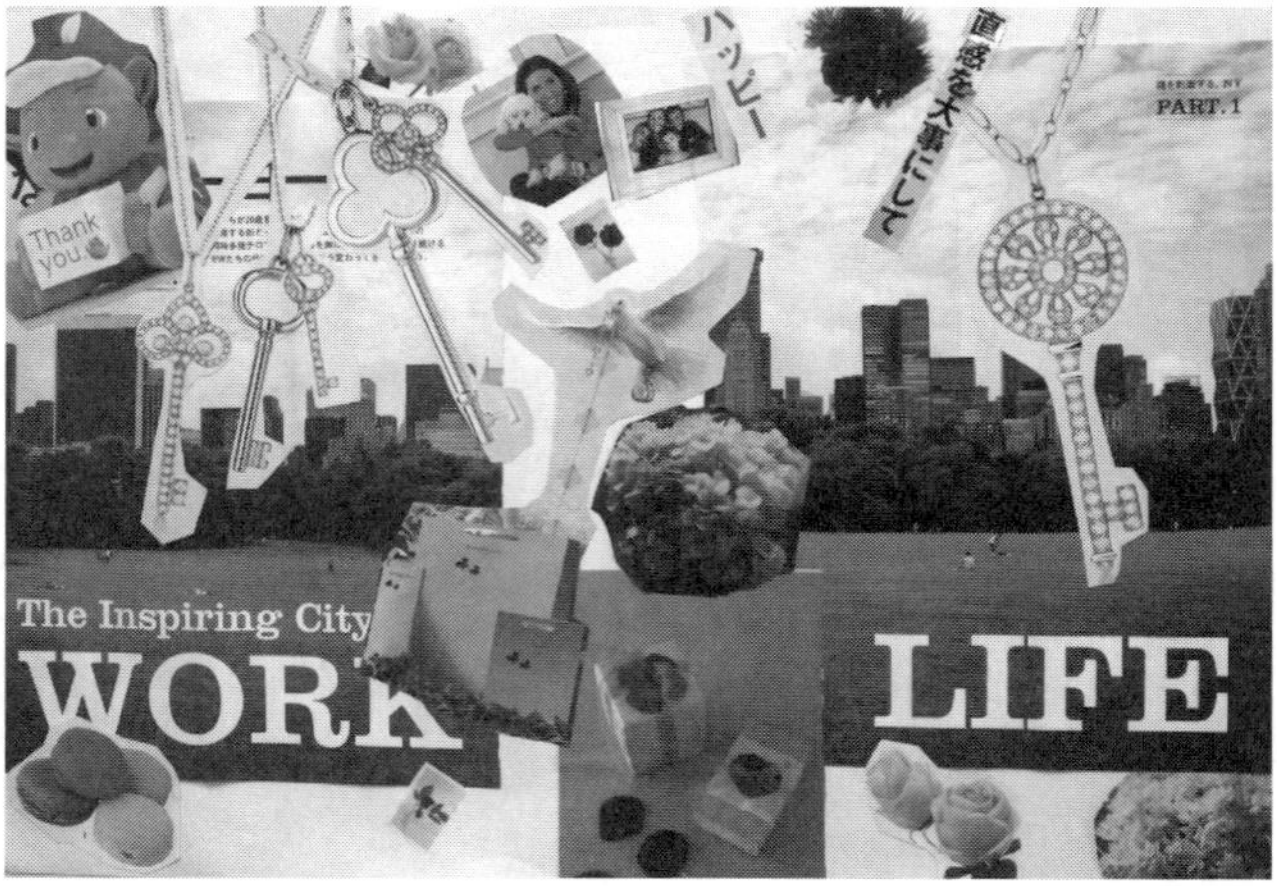

ザーッと見て、「ピン」と来たものを選びました。特に公園と鍵の写真は「ビビッ」と来たので、何の迷いもなく使いました。

広々とした公園は、今自分が求めているものを象徴的に表していると思いました。

また、鍵は「自分の中に光る鍵があるはず」という思いの表れです。

できたコラージュを見ると、ほぐれて開放された自分の心が求めているもの、欲していたものなんだ、と思います。

自分の心の光の部分を表しているものだ、と感じています。

抽象的ではあるけれど、自分の行きたい方向を示してくれているものです。

受講していく中で、心がほぐれてきた時に直感で作ったもの、というのが自分的には大きなポイントと思っています。

コラージュは、その時感覚的にビビッと来たもの、ということと、イメージが自分の気持ちに合うもの、というのが私にとって重要です。

●今思うこと

正直言うと、最近は、目の前の事に忙しく、心に全く余裕がないという状態になってしまっています。

目の前のことでいっぱいいっぱいになって、自分の足元しか見ることができず、結構暗闇状態という感じです。

また、現在自分の強みを伸ばすべく、勉強していますが、本来の目的を忘れがちになったりします。

コラージュをもっと目につくところに移動しました。あらためてじっくりコラージュを眺めたり、レジュメを読み返したりすると、じっくりゆっくり考えることができます。コラージュをじ〜っと見つめていると、自分の心と対話するという感覚になります。

鍵には、掴みたくて手を伸ばしているけど、まだ手が届いていません。開けた世界にもまだ出ていっていないです（縁側ぐらい？）。

それでも、諦めたらだめだとコラージュが思い出させてくれるので、気持ちの切り替えができます。

◆まいちゃん

私は仕事でまいちゃんが勤めている会社を訪ねる機会があります。最近では、生花が生けられている会社は少なくなってきましたが、まいちゃんが勤めている会社は、いつ行ってもやさしいイメージの花が生けられています。そう、ちょうどまいちゃんのコラージュにある花のように。

まいちゃんの強みは「責任感」「達成欲」「慎重さ」「学習欲」「調和性」。

●コラージュを作成した時に感じたこと

最初、みんなのはとってもすてきなコラージュなのに、自分のはとてもちっぽけなコラージュのようで、説明するのも見せるのも少し恥ずかしく思っていました。

コラージュについて話をした時に、皆さんが受け入れてくれて、シーズメッセージをくれたことで、自分が作ったんだから「これでいい」と思えました。また、このコラージュは自分のありたい姿を現していると思いました。

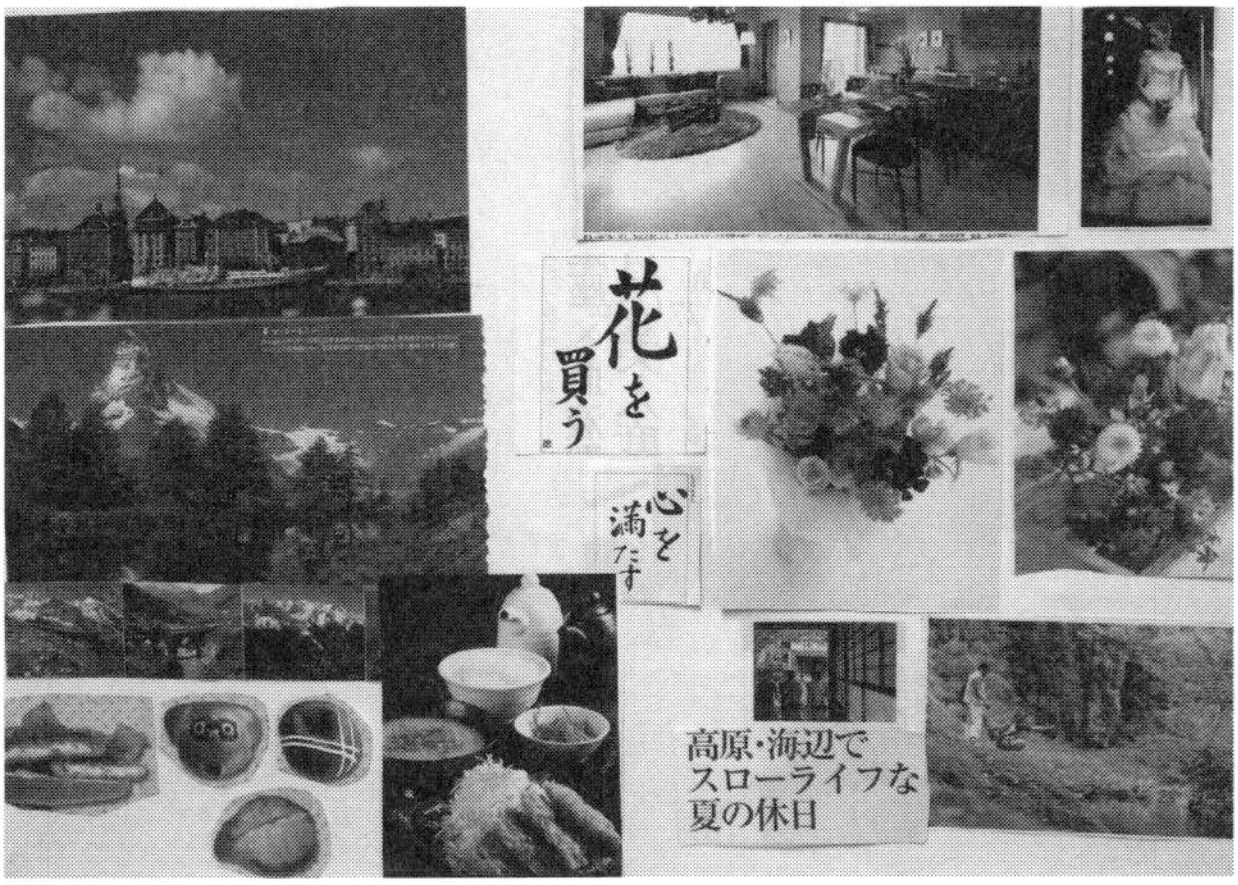
花を買う
心を満たす
高原・海辺で
スローライフな
夏の休日

●今思うこと

作った時から約1年たちました。コラージュをあらためて眺めて、素直に少し前に進んだ気がしました。1年前の自分から、小さな行動ですが踏み出したこともありますし、少しずつ、コラージュの自分に近づいたように思えます。自分を信じていくことがコラージュの道だと思えます。

1年前の講座のときに書きこんだメモや、他の参加者からいただいたシーズメッセージ、昨年シーズポートの他の講座で知り合った仲間との時間やメモを見返し、ほっと、あたたかい気持ちになりました。ずっと大切にしたいと思います。

◆みくさん

周囲から見ると控えめで信頼できる方なのです

が、自分には自信がないとのことでした。

彼女の強みは、「収集心」「内省」「学習欲」「調和性」「成長促進」。

●コラージュを作成した時に感じたこと

ありたい姿、なりたい姿を絵として見ることができ、コラージュで自分の変化を感じることができました。

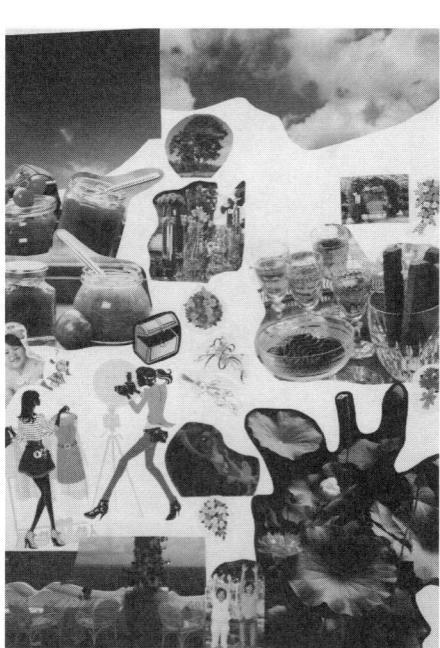

そして、この変化を自分で許せる！　と思いました。

「自分の中にいろいろなものがある」ということを、あらためて思うことができ、知ることができ、感じることができました。

それによって「自分の中にもいろいろな思いや、考えがあっていいいんだ！」と思えました。

加えて、私にとって人って大事なん

だなぁと、あらためて思いました。

●今思うこと

自分に見たてた、大きな樹はいつか人の役に立てるだろうか。

そのために自分はどんな風に行動したらいいのだろうか。

何ができるだろうか。できていることは何だろうか。

自分に向き合い、人を信じ、自分を信じ、自分に問いかけたりしながら、大きな樹が空に向かって穏やかに、伸びやかに成長できたらと思います。

まだまだできていない自分に目を向けてしまっているのが、現実なのですが、そこに少しずつでも変化があると、見えるものに変化があるのではないかと思い、ちょっとドキドキしています。

また、それを楽しめるようになれるといいなぁと思います。

レッスン5　ありたい姿に向かう

実際の講座では、コラージュでありたい姿、自分の強みを活かしている姿を描いたら１日目は終了です。その後、２週間～１か月程度あけてから２日目のプログラムを行います。この間は自分の強みを意識しながら過ごしてもらうことを課題にしています。日ごろ何気なくしていたことを、強みとリンクさせることによって、さまざまな気づきが生まれます。

この本を読んでいるあなたの場合も、少し日にちをあけてから次のプログラムを行ってください。その間は自分の強みを意識して過ごす。ただ、それだけです。

いうなれば、強み意識月間ですね。ただ、その間に気づいたことは、気づきシート6に書き留めておいてください。

◆Let's try！　強みを意識して過ごす

1　準備するもの
気づきシート6（129ページ）をコピーして用意（必要に応じて複数枚コピー）。

2　方法
強みを意識して過ごしながら、気づいたことを気づきシート6に記入してください。

強みを意識して過ごす
気づきシート６

月　　日

月　　日

月　　日

シーズメッセージ

シーズメッセージ

月　　日

月　　日

意識して過ごして思うこと

シーズメッセージ

レッスン6　タフネス・ロード

それでは、プログラムを再開しましょう。講座では、２日目のプログラムのメインは、ありたい姿に向かうために自然の中で行います。

◆Let's try！　タフネス・ロード

1　準備するもの

①レッスン４で作成したコラージュ。
②気づきシート７（１３３ページ）をコピーして用意。

2　方法

あなたの作ったコラージュを持って、外に出ていきましょう。そして、自然の中のどこか自分の感覚に合うところにコラージュを置きます。花や木々の上でもＯＫ、空や川にかざすのもよい、ベンチに座って眺めるのもいいでしょう。橋の欄干に置く方、川のたもとのモニュメントの上に置く方などもいました。コラージュをいろいろな場所に置いて眺めてください。そして、できれば、あらゆる方向からコラージュを眺めてみてください。どのように見えるでしょ

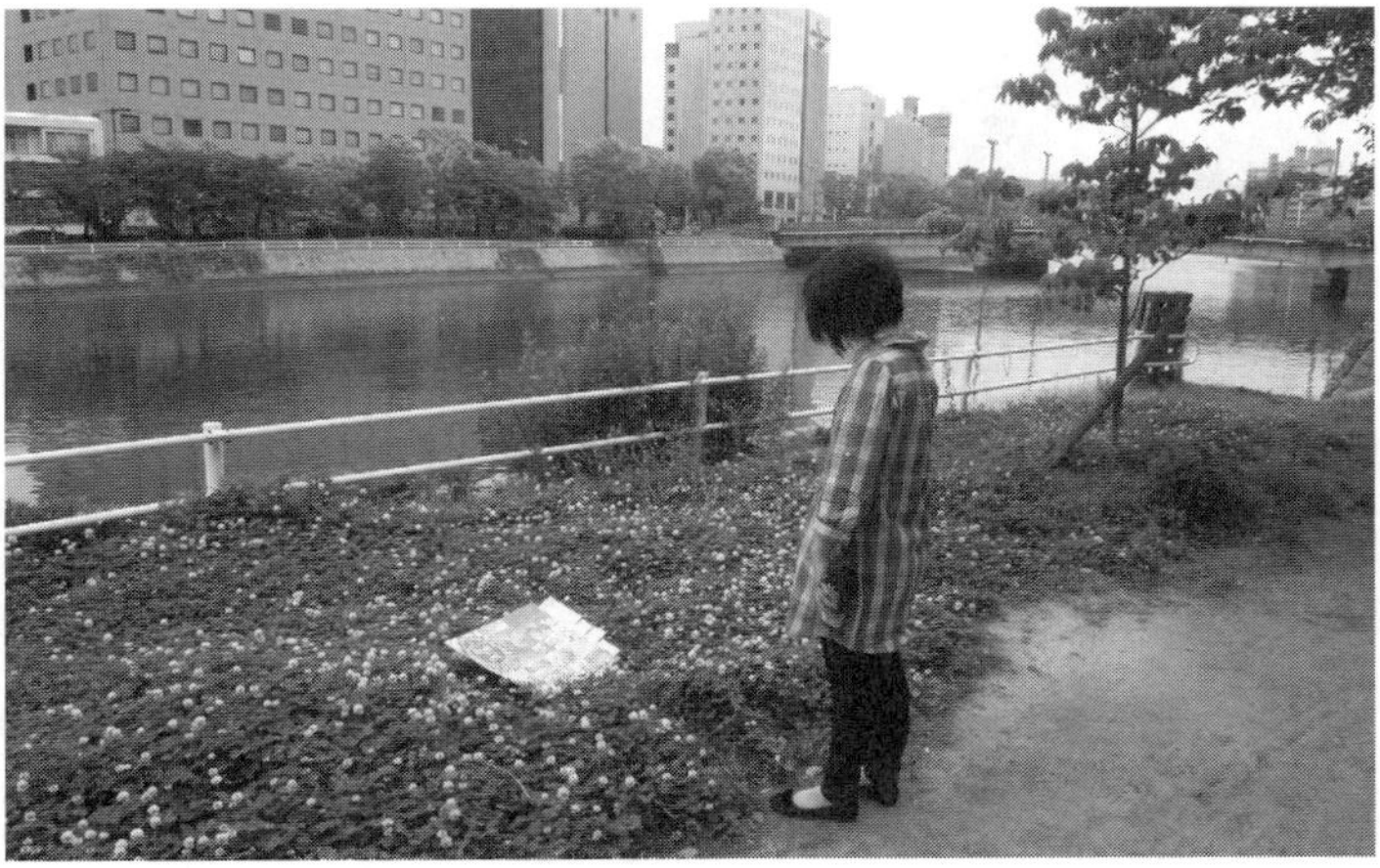

うか？

部屋の中では見えなかったものが見えてきたり、見る方向によっては見え方がまるっきり変わったりすると思います。本当に不思議なものです。手元で見たり、少し離れて見たりなど見る距離を変えてみるのもいいでしょう。一番心地よく見える場所はどこでしょう？

ところで、あなたは、自然の中に身をおくことはありますか？　自然は、私たちが求めればいろいろなことを教えてくれるものです。自然の中で自分のありたい姿と対話することで、気づきを得ることができます。たとえば、さまざまな視点。私たちは、とかく一方向からしか見ていないことが多く、それがさも正しい、それしかないように思い込んでしま

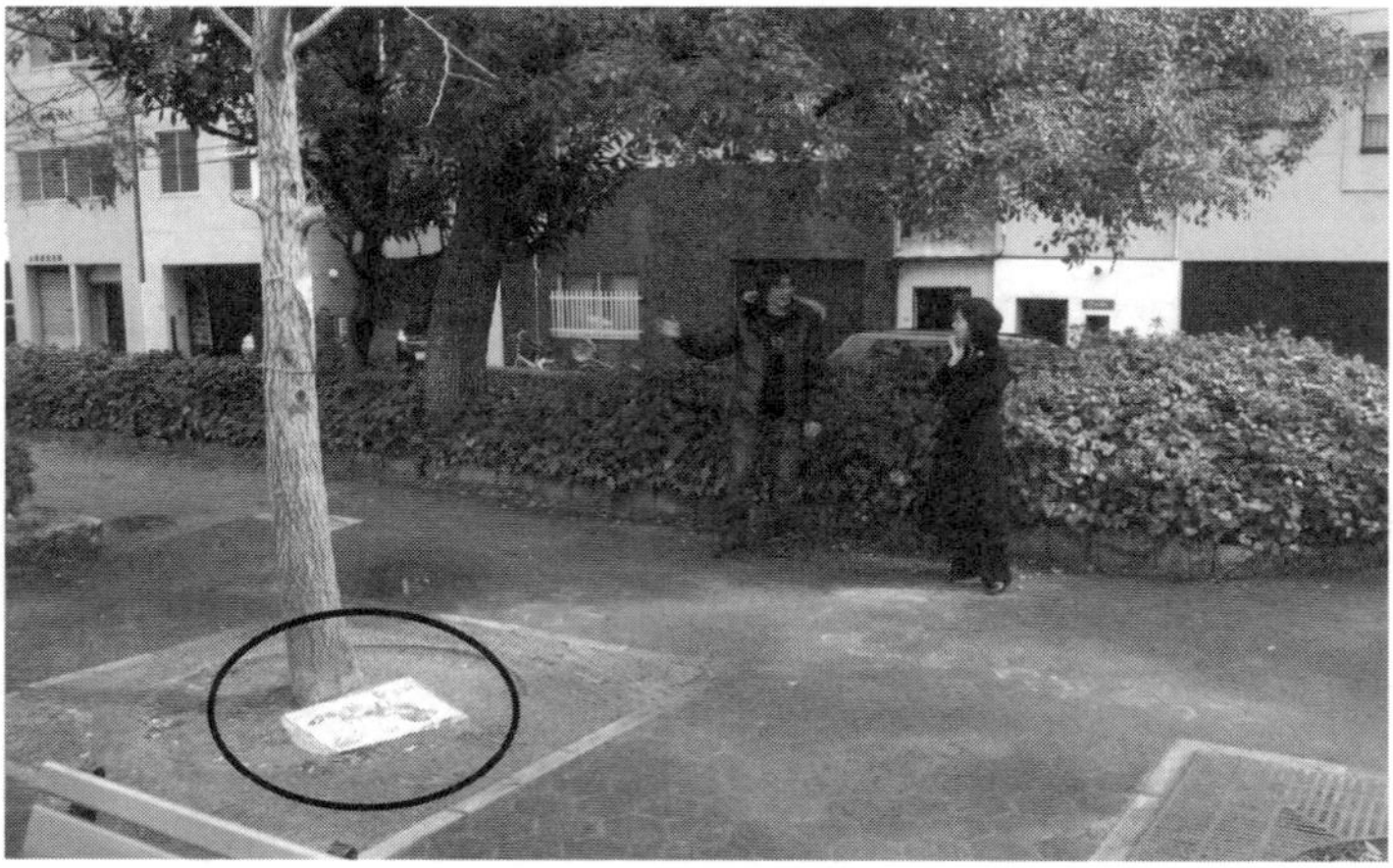

います。しかし、いろいろな視点があることがわかると、私たちができることも増えていきます。

写真の男性は、自分がこう生きたいという信念を何より大切にしている方でした。人を大切にする、人を裏切らないということも信条にしていました。しかし、彼は人の目が気になって、自分の考えに不安を感じることもあるとのことでした。そんな彼がこの「タフネス・ロード」で気づいたのは次のようなことです。

彼はコラージュを木の下に置いてみました。人は周りを通り過ぎます。通り過ぎる時に彼を少し気にはしますが、それ以上にのぞいたり、何か言ったりすることはなかったようです。

自分が意識するほど、人は自分のことを気にしてはいない……。

タフネス・ロード
気づきシート７

＊自然の中で、あなたのコラージュはどのように見えましたか？
自然の中であなたが思ったこと、感じたことを何でも書き留めておきましょう。

あなたがこの「タフネス・ロード」で気づいたことも、ぜひ気づきシート7に書いておきましょう。あなたの気づきが何よりのテキストなのですから。

レッスン7　タフネス・リソース（資源）

いつも強みを活かした、ありたい姿の状態を保つことができれば、私たちはのびやかに活き活きとした毎日を過ごすことができます。しかし、日常ではそうもいかないことがよく起こります。

そんな時に役立つ、心理学を応用した考え方やテクニックがあります。第一章で触れた、「解決志向」という考え方をもう少し詳しくご紹介しましょう。解決志向は、私たちがともすると留まるか後退するところを、少しずつでも前に進むことを後押しする考え方です。カウンセリングやコーチングの場面で、私がよく用いる手法でもあります。

◆SF（ソリューション・フォーカス）～解決志向～

私たちは、望むと望まないに関わらず、意図しない出来事に遭遇します。その結果、何らかのトラブルが起こったとします。そんなときに、起きた出来事を中心に考える人と、出来事の解決を中心に考える人がいます。みなさんはどちらの考え方をとることが多いでしょうか？

たとえば、「上司に指示されたことを、すっかり忘れていた」場合を考えてみましょう。

上司から、「今日中に」と急ぎの仕事を指示されていたときに、あなたは他の仕事に追われてしまい、翌日、上司から訊ねられて言葉に窮してしまいました。その結果、上司からひどく叱られてしまいます。

そんな場合、あなたはどうしますか？

■事実（問題）：指示された急ぎの仕事ができていない。

■原因：途中、他の仕事が入ってきて、そちらに時間をとられた。分からない部分があり、自分一人で考えているうちに煮詰まってしまい、他のことをしていたために指示された仕事を忘れてしまった。

■考え方のパターン

1　起こった出来事が問題だというところに焦点を当てて考える。

どうしてこんなことになったんだろう。急にほかの仕事が入ったのが悪いんだ、わからないところは誰かに聞けばよかったのに。こんなことになってどうしよう、など。

叱られてしまった。上司はどう思っただろうか。なんてダメなんだろう。一度あった失敗は二度あるかもしれない。

2　出来事の解決に焦点を当てて考える。

いま対応できることは何だろう。何ができるだろう。何が必要だろう。今度同じことが起きないためにはどうすればいいだろう。このことから何が学べるだろう。人や情報など、何か資源になるものはあるだろうか。仕事の優先順位をつけるためには何をしたらいいだろう。

1の考え方をすると、失敗したところに焦点が当たるので、そのことにとらわれ、そこから一歩も動かないか、ともすると後退してしまいます。

2の考え方をすると、できていること、未来、具合のいいところなどに焦点が当たるので、現実的で前進につながります。

起きた事実について、2のように解決に焦点を当てる考え方を「解決志向」と言います。「解決志向」はもともと心理療法のために提唱された手法で、「解決志向アプローチ」と呼ばれることもあります。

事柄によっては、問題の原因を明らかにしなくても、解決に焦点を当てることでうまくいくことも多くあります。そんな場合はこの考え方が非常に有効なのです。

解決志向には、「三つの基本哲学」があります。

1　うまくいっているのなら変えようとしない。
2　うまくいっている点を見つけ出し、それを続ける。
3　うまくいっていないことは中止し、他のことをする。

それぞれ、次のようなことです。

1　うまくいっているのなら変えようとしない

私たちは、誰かから違ったやり方や新しいやり方を聞くと、現在うまくいっているにも関わらず、その違うやり方に変えてしまうことがあります。また、ともすると、うまくいっている現在のやり方に対して、弁当箱の隅をつつくように問題点を探してしまうことがあります。わざわざあら探しをするように問題を見つけなくても、うまくいっているのなら、そのまま続けることです。

2　うまくいっている点を見つけ出し、それを続行する

「もし一度やってうまくいったのなら、またそれをせよ」と言い換えることもできます。以前、うまくいったのにすっかり忘れてしまっていることはないでしょうか。また、うまくいっていないようでも、部分的にならうまくいっているところがあるのではないでしょうか。それを見いだすことで、できることが見えてきます。私たちは、案外そのことに気づいていない場合があるものです。

3　うまくいっていないことは中止し、他のことを実行する

いつものやり方では、うまくいっているとはいえないのに、そしてうまくいかないと思っているのに、それをそのまま続けてしまっていることはないでしょうか?

慣れているやり方を変えることは難しいものですが、不都合だと思うのであれば、思い切って他のことをしてみましょう。何をすればいいかが分からない場合でも、何でもいいから違うことをしてみるのです。最初からうまくいくことはないかもしれませんが、その場合は2の基本哲学に基づいて、少しでもうまくいっていることを見つけて、それを繰り返すようにします。そして、うまくいく方法を見つけたら、基本哲学の1に基づいてそれを継続してください。

◆強みを活かすためのリソース

あなたは、問題に直面し、強みが発揮できない状態に陥ったときに、自分を勇気づける方法

を持っていますか？　そんなときのために、「森田式メンタルタフネス」では、自分を勇気づけるためのリソース（資源、役立つもの）を見い出すことを考えます。いまご紹介した「解決志向」の考え方もその一つですが、そのほか、人、もの、経験、言葉、動物、植物、風景などさまざまな要素がリソースになります。

私がさらにご紹介するリソースは以下の五つです。

自分のエネルギーが無くなった、と感じたときに思い出して、エネルギーの補充をしてください。

1「元に戻れば、問題ない」と考える

「元に戻るブタ」をご存知でしょうか？　ふにゃふにゃした（中に液体が入っているのでしょうか？）いろいろな色のブタの玩具のことです。床や壁に投げつけると、つぶれて完全にぺちゃんこになるのですが、放っておくとゆっくり元に戻ります。

これを見つけた時は、「まさにタフネスだ～」と嬉しくなり、さっそく買い込みました。それ以来、講座の受講生のみなさんにボードの上にぶつけてもらっています。原型がないくらいつぶれた状態から、じわ～っと元に戻っていく姿を見ていると「何があっても、元に戻ればいいんだ」と勇気づけられます。

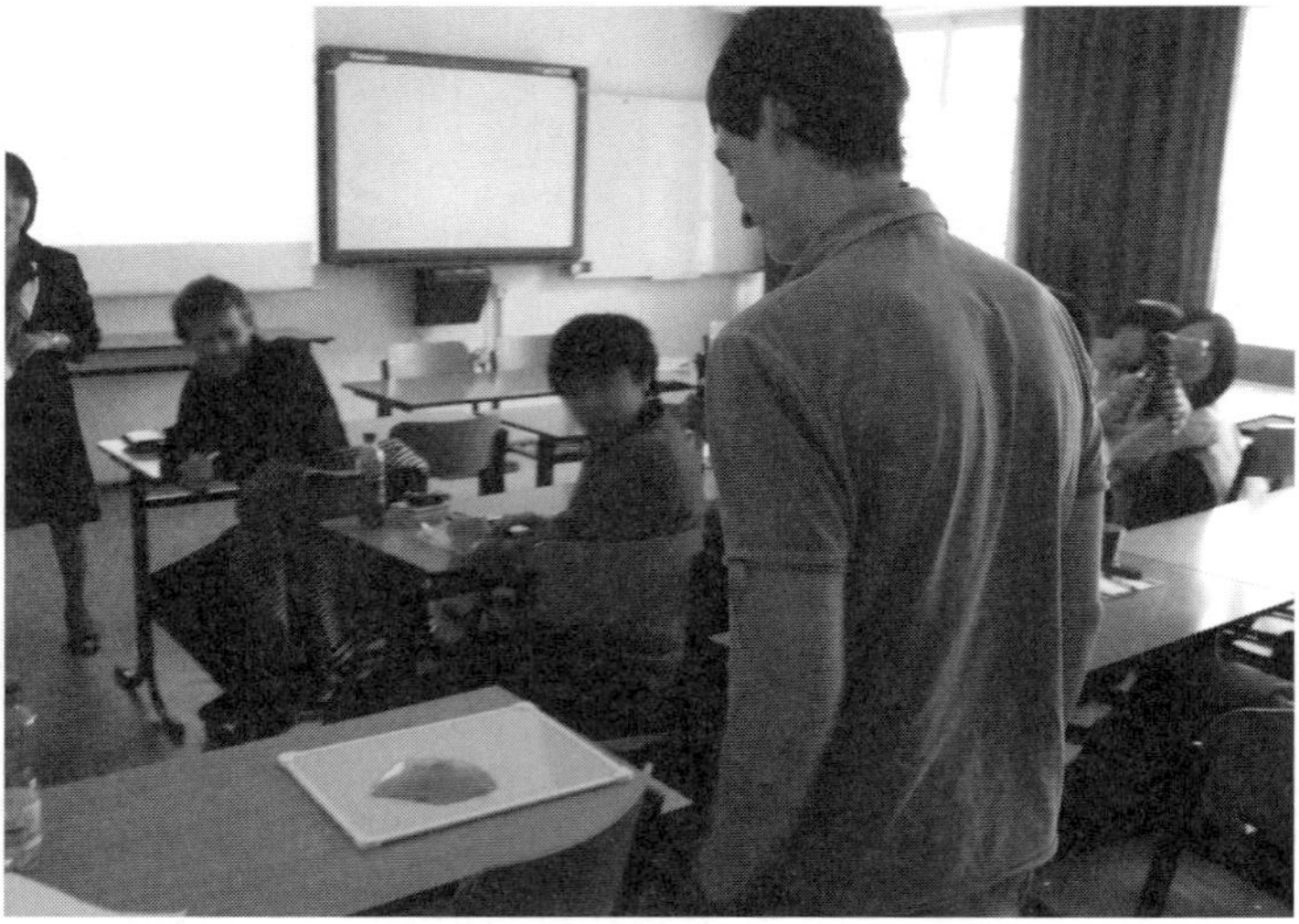

投げつけるとぺちゃんこになるが…

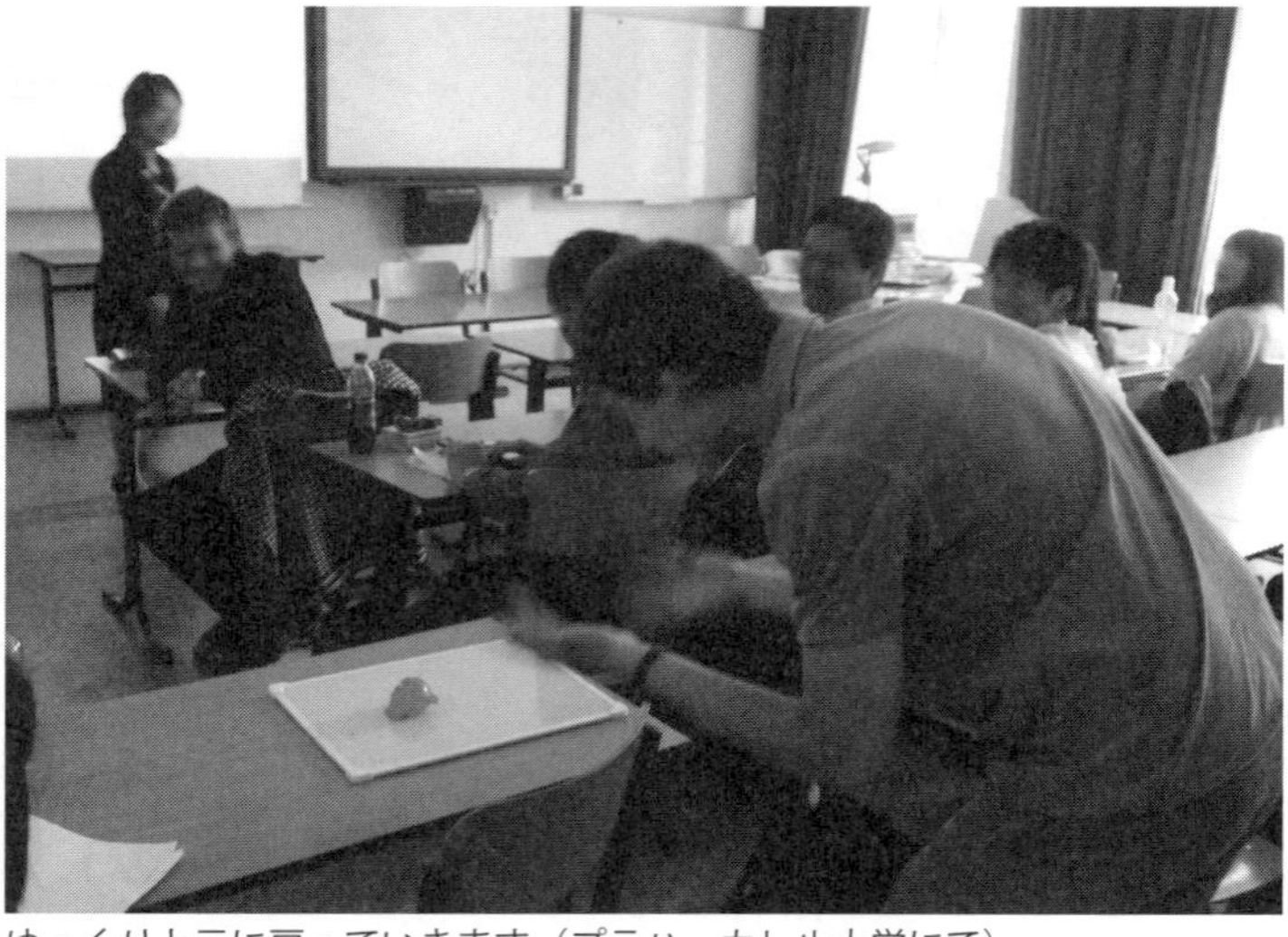

ゆっくりと元に戻っていきます（プラハ・カレル大学にて）

長い人生のうちには、思いもよらないことが起こったり、がんばっていたのにうまくいかなかったりすることがあります。このブタでいうとつぶれた状態でしょうか。そんな時、私たちは悲しくて悔しくて、情けなくって、といった気持ちになります。しかし、いくらつぶれても、元に戻れば何の問題もないのです。

このブタを買って、自分を勇気づけるリソースとしてカバンに入れて持ち歩いている人もいます。

実はこのブタのおもちゃ、昨年プラハのカレル大学で「森田式メンタルタフネス」について発表した時にも持っていきました。実際に数名の方にボードにぶつけてもらいましたが、プラハのみなさんも興味を持たれていました。

2　インドの寓話の教訓

インドの寓話にこんな格言があります。

What happens happens for the best.（起こることはそれですべて最高さ）

What did not happen did not happen for the best.（起こらなかったのはそれで最高だったのさ）

この言葉は、講座の受講者の多くがリソースとして挙げています。インドの古い寓話の中で、大臣が王様に話した言葉だそうです（『解決志向の実践マネジメント』青木安輝著、河出書房新社刊より）。

起きた事実は、過去に戻って変えることはできません。あの時こうすればよかった、こうしておけばよかった、と過去を悔いても現在は変わりません。それよりも、「起こることはすべて最高」と、起きている事実を受け止めれば解決に向かいます。

起きている、または起きなかった事実を受け入れられずに葛藤している人が多くいます。人は問題に直面すると、だいたい次の三つのいずれかの反応をします。

1　人が悪い（ダメ）
2　私が悪い（ダメ）
3　起きたことは起きたこと。できる何かをする。

上記の1と2は、いずれにしても葛藤が起きています。「問題」に焦点が当たっている状態です。一方、3は結果を自分で引き受けて「解決」に動いています。こうして起きている事実を自分で引き受けることが大切なのです。

ただ、こうした考え方ができるようになるには、時間がかかるかもしれません。

私自身も、いきなりこの考え方ができるようになったわけではありません。しかし、意識して3の対応をするようにしているうちに、いつのまにか起きたこと、起きなかったことに執着しなくなりました。

あなたにもぜひお勧めします。起きたことや起きなかったことを受け止めて、「さぁ、どうする！」っていう考え方。そうそう、受け止めるときに「あらら」っていう言葉を使うようにしている、と言っていた人がいました。これもいいかもしれませんね。

事実として受け止めることができた途端に、私たちにはできることが見えてくるから不思議です。

講座修了者からのメッセージをご紹介します。

「『起きたことはすべて最高』この言葉を胸に、自分の仕事に対して過度な自信は持たず、かといって卑屈にもならず、常に『今何をすべきか、何ができるか』を考えて仕事に向き合えるようになりました。

このことは、新しい職場で私が仕事をする際に大きなサポートになりました。

職場でも仲間が増え、しんどいながらも仕事の楽しさを感じています」。

3　杖言葉を探す

「杖言葉」とは松原泰道師（1907〜2009年。101歳で死去。臨済宗の僧侶、東京都港区の龍源寺住職）が書いた本に出ていた言葉です。

「人生が旅のようなものだとしたら、何か杖となるものが必要で、その『杖』の役割をするのが『言葉』である」と述べています。

あなたの杖になる言葉は何ですか？　これまで、あなたを励ましたり、元気にしたりした言葉を考えてみてください。私がよく口にするのは「ま、いっか」です。いい加減のようですが、いったんそう思って対応すると案外何とかなるものです。アクセントを変えると「いい・加減」でバランスがとれているという意味の言葉になるのですが、この加減、文字で伝わっているでしょうか？

師はまた次のことも述べています。

「人間というのはめぐりあわせの関係で生きている。そして人生というのはめぐりあわせの連続です。そう思えばね、起こることすべてがよき人生の機縁になるんじゃないでしょうか」（『いまをどう生きるのか』五木寛之・松原泰道著、致知出版社）。

本当に、縁とは不思議なものです。会うべき時に会うべき人に会うとよく思います。会いたいと思っていた人に会おうと思って連絡をとって、どうやっても会えないのは、きっと会うべき時ではないのでしょうね。

４　自然は最大のリソース

１３０ページでお話したように、「森田式メンタルタフネス」では、作成したコラージュを持って外に出ていきます。実際に、ここでの気づきが素晴らしいんです。頭だけで考えるより、感じてみることの効果を痛感するのです。講座の受講生の方の、次の言葉がとても印象に残っています。

「これまで頭でずーっと考えていました。自然の中で『感じる』ということが大切なんですね」。この男性はメンタル面で少ししんどいことがあったようです。

頭で考えてどうにもならなかったことが、ぼ～っと（無になって）自然の中に身を置いてみたことで、疲れ果てた脳がすがすがしく動き出したのかもしれません。私も脳が疲れたなぁと感じると、よく自然の中に身を置きます。それだけで自分が再生されるように思います。エネルギーを授けてもらうのでしょうね。

次ページの写真は、我が家のすぐ目の前にある欅（けやき）です。「タフネス」ということを感じさせるイメージの一つです。のびやかな感じが大好きで、私はよく眺めています。

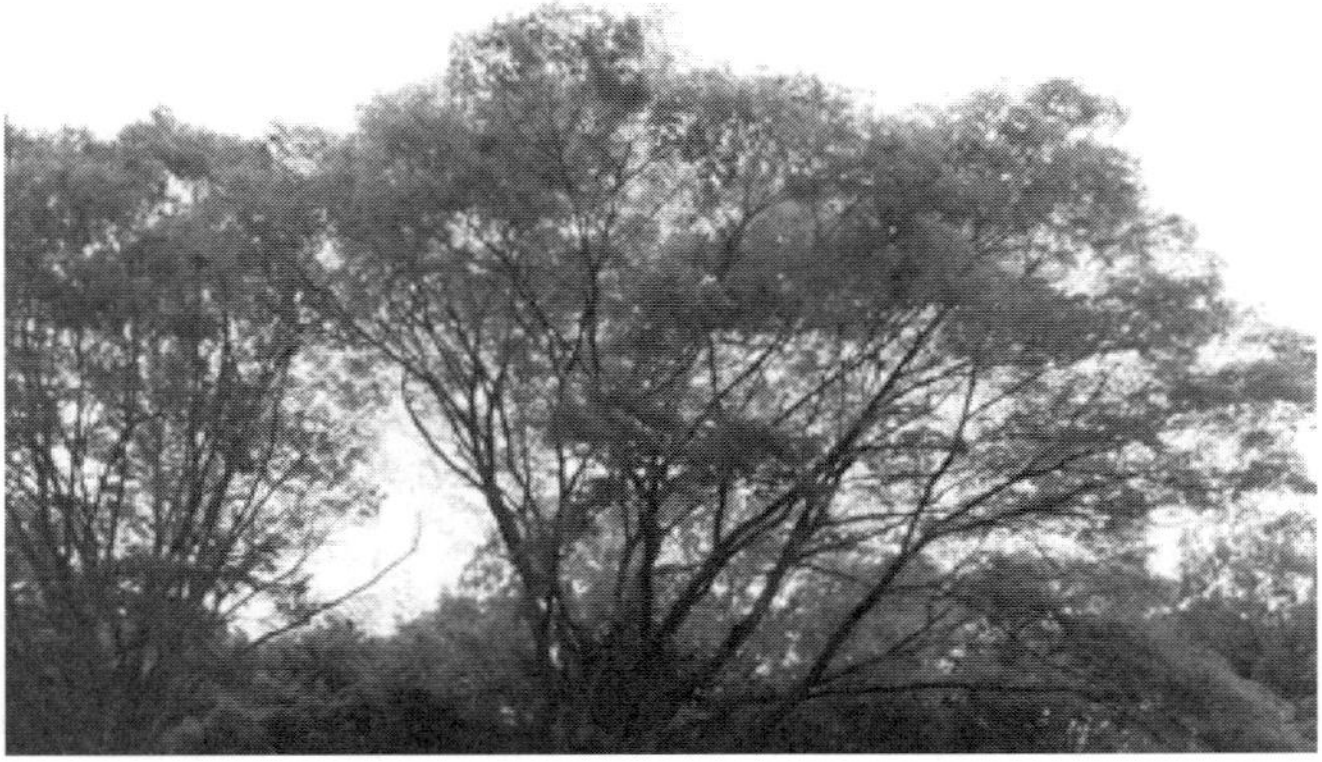

5　人は人に癒される（シーズメッセージ）

タフネス・リソースとして「人」を挙げる方が多くいらっしゃいます。家族だったり友人だったり、同僚であったり。「人は人の中で傷つくけれども、本当に癒されるのも人の中」というのはカウンセリングの勉強をしていた時に聞いた言葉です。

日常では当たり前と思っていた周囲の人のことを、改めて観てみると、気を配ってくれていたり、大切にしてくれていたりすることに気づくことがあります。特に誰かと一緒に共有した経験は、何物にも代えがたいもの。

いくら楽しい経験をしても、誰かが一緒に喜んでくれなければ喜びも半減どころか激減します。悲しみも誰かが一緒にいてくれるだけで軽くなります。人が傍にいるというのは本当にありがたいことです。

「森田式メンタルタフネス」の講座では、受講者どうしで「シーズメッセージ」を交換します。

「シーズメッセージ」は、既にあなたも、ここまでの気づきシートの中に書いてきましたね。講座では、他のメンバーの話を聞きながら、または行動を見ながら、その人に伝えたいメッセージ（良いところに焦点を当てたメッセージ）を付箋紙に書いて渡します。

講座が終了する頃には、多数のシーズメッセージがあなたの元に届くことになります。この他人からプレゼントされたシーズメッセージは、みなさんの大きなリソースになるようです。私も時々もらうのですが、自分を力づけたい時には、そのシーズメッセージが貼ってある講座のテキストを開きます。実際に、思うよりも何倍ものエネルギーをもらっています。

◆Let's try！　タフネス・リソース

1　準備するもの

気づきシート8（148ページ）をコピーして用意。

2　方法

あなたの強みを活かすことに役立つリソースになるものを、気づきシート8に書いてください。あなたの助けになるもの、サポートしてくれるものは何でしょうか？

タフネス・リソース
気づきシート8

＊あなたのリソースはどんなものがあるでしょう？

シーズメッセージ

・あなたの手助けになる人

・あなたの手助けになる経験

・あなたの手助けになるものや言葉

・あなたの手助けになるもの何でも

レッスン8 「自分ストーリー」を語る

講座では、ここまでプログラムに取り組んでもらったら、そのまとめとして「タフネス物語」を書きます。ここまで取り組んできたプログラムの内容を振り返って、それを物語としてまとめる作業をするのです。

物語は文字で書いても絵で描いてもいいことになっています。自分の得意な方法で表現すればいいのです。この「タフネス物語」は、それ自体がその人の「タフネス・リソース」になります。

ただ、この本の中でのプログラムは、講座のプログラムを一人でできるように変更しています。そのため、「タフネス物語」を書くのは難しいかもしれません。そこで、ここではあなたに、プログラムのまとめとして、これまでの気づきシートを改めて見直してもらうことにします。

これまで書いてきた気づきシートをすべて集めて、改めてじっくり見ていってください。そこには何が書かれていますか？「あなただからこそ」の内容が、たくさんつまっているのではないでしょうか？

それをもとに、自分という人間のこと、そして自分の強みをもう一度考えてみてください。

それはあなただけの「自分ストーリー」になっていくはずです。

◆Let's try！ 気づきシートを見てシーズメッセージを書き加える

1　準備するもの

これまで書いてきた気づきシートすべて。

2　方法

気づきシートを、あらためてじっくり見ていきます。それを見て、自分の強みをもう一度考えてみてください。そして、気づいたこと、特にあなたの良いところ、自分で自分を認めるところをシーズメッセージとして書き加えていきましょう。できれば、付箋紙に書いて、自分にプレゼントするように貼っていってください。

レッスン9　タフネス宣言

ここまで、このプログラムに一人で取り組まれてきたあなたは、本当に素晴らしいと思います。本当に一人ひとりは、代えがたい存在だと思えてきませんか？　あなたも、そしてあなたの周りの人も。

さぁ、最後の気づきシート（シート9）です。自分の強みを堂々と宣言して、あなたの心の「タフネス」を確認しましょう。

◆Let's try！　タフネス宣言

1　準備するもの

気づきシート9（152ページ）をコピーして用意。

2　方法

「あなたは、どんな強みを持っている人ですか？」

「ありたい姿であるために、あなたにできることは何ですか？」

この質問の答えを、気づきシート9に書き込んでください。できれば、書いたことを声に出してみましょう！　人は自分の声に最も納得するそうです。言霊（ことだま）という言葉がありますが、本当に言葉や声には目に見えない力があります。あなたを励ます言葉、声に出して自分に伝えましょう!!

あなたには、この本の中で「森田式メンタルタフネス」プログラムに取り組んでもらいまし

タフネス宣言

気づきシート9

＊あなたは、どんな強みを持っている人ですか？
そして、ありたい姿であるために、あなたにできることは何ですか？

シーズメッセージ

た。お疲れ様でした。いかがでしたか？

私は「今日の私はこれ以上でもこれ以下でもない」という言葉が好きです。今日の私は、今日精一杯に取り組む。明日は、また明日の自分が精一杯に取り組む。それでいいのではと思います。

私たちはとかく自分を人と比較しますし、人の評価を気にします。でも、人はそれぞれ違いますから、それぞれ違う評価をします。あの人はいいと言ったけれど、この人はダメと言った。よくあることです。そんな人の評価をいちいち気にしていては、疲れてしまって身が持ちません。

比較するのであれば、過去の自分と比較しましょう。「今日の精一杯」で日々取り組めば、昨日の私とは必ず違っているはずです。

あなたの人生の主役はあなたです。心の「タフネス」を手に入れたあなたは、あなたの人生のステージで、あなたらしい主役を演じていくことができます。そう、ちょうどコラージュで描いたように。

しかし、他の人の人生の主役はあなたではないことを、くれぐれもお忘れなく。

レッスン10　グループの力を考える

「森田式メンタルタフネス」のプログラム自体はレッスン9で完了しましたが、この本を通して一人でプログラムを行ってきたあなたには、重要なことを一つお伝えしておく必要があります。それは、「グループの力」ということです。

実際の講座は、10人程度の参加者で行います。ある意味で、この講座のだいご味はグループの力といっても過言ではありません。講座が終わった時に、どの期の受講生からも聞かれるのは「このメンバーでよかった」という言葉です。不思議なくらい毎回聞かれるのです。初めて出会った人たちの空間で、何が起きているのでしょうか。

講座の修了生はこんな表現をしています。

・年齢や立場などの普段の生活の中では大きく影響を受ける要素を抜きにした関係でいられるので、忘れかけていた「自分らしさ」を思い出すことができる。
・一緒に参加しているメンバーが、本人でも気づけていない側面を指摘してくれることなどもあり、「自分にはそんないいところがあったんだ」と驚いたり、逆に不思議と安心したり、新鮮な心の体験ができた。

・忙しい日常ではなかなか確保することのできない内省の時間を、温かく包まれるような雰囲気の中で、ゆっくりとることができた。
・講座全体を通して、参加者一人ひとりが「与え、与えられる」という体験をしている。一方的に講義を聞いて「与えられる」のではなく、参加者同士のコミュニケーションの中で、相手にとって有用と思えるアドバイスや労いを素直な気持ちで「与える」ことが自然にできた。この一方通行ではない「与え、与えられる」体験が、「自分自身もその場に参加している大切な存在なんだ」という安心感と自信をもたらしている。

このように、「森田式メンタルタフネス」プログラムは、人と人との関係の中で、より大きな効果を発揮するものなのです。この章のはじめに「友達といっしょにプログラムに挑戦して、お互い話をしながら進めていくのもお勧めです」と書いたのはそのためです。

今回、一人でプログラムを進めた方も、いまからでも遅くはないので、機会を見つけてこの体験を誰かに話してみてください。その中で、また新たな発見があるかもしれません。

それでは、この章の締めくくりに講座の修了者からのメッセージを紹介しましょう。

「小さい頃からほめられたり、認められたりすることがなかった私にとって、講座で「強み」

を扱ったことは、自分が変化するきっかけになりました。

それまでは生きていること自体、足元がぐらぐらする感じがしていました。不安定なイメージの中で生活していたのです。自分に自信がなく、人からの評価を非常に気にしていました。

しかし講座を受けてからは、自分の行動に少しずつ自信が持てるようになりました。

イメージでいうと、自分の足元に少しずつ根っこが生えて、安定してきたような感じです。

苦しくて悲しい出来事にぶつかっても、自分の行ったことに対して過剰な反省をせず、事実を受け止めることに努力するようになりました。そして仲間も増え「なんだか順調」と思えるようになっていきました。心の「タフネス」を自分のものにしていると思いこんでいました。


しかし、講座を受けてから2年が経とうとした頃、職場環境や、自分自身が感じる役割の重さに大きな変化がありました。すると、自分の実施した仕事への自己評価ができなくなってしまったのです。そして、世の中に起こった、言葉に尽くせない悲しい出来事の前に、自分自身がどんどん崩れ落ちてしまう状態になってしまいました。

そうして、私は自分の「強み」を見失ってしまいました。いままでできていたことさえも自分で認めることができなくなり、人間関係もまた不安定に感じるようになってしまいました。再び混乱の中に入ってしまったのです。

私は、仕事で起こる出来事やプライベートでのトラブルに振り回されるようになりました。本当にしんどい日が続きました。

しかし、そんな時でも先生をはじめ講座を受けたときの仲間からメッセージをもらうことができました。また、夫の支えもあり、再び自分の「強み」を扱えるようになり始めています。

心の「タフネス」って、もしかしたらいらない人もいるのかもしれません。もう十分自分の「強み」に気付いていて、それを伸ばすことができる人もいるのかもしれません。

でも私には大切で、これがないと足元がぐらぐらしてしまいます。自分なりにがんばってきたつもりなのに、どうしてこんなにまた辛くなったんだろう。できることはやってきたつもりなのに、といらだつこともあります。もっと違う育ち方をしていたらと思うことも多いです。

けれど「起きたことは最高」とまでは思えなくても、今ある環境は仕方がないので、自分がなんとかするしかない、そんなふうには思えるようになってきました。

ここまで回復できたのは、自分だけがぐるぐるするのではなく、ちゃんとサポートしてくれたり、一緒に考えたりしてくれる仲間が講座を通じてできたからだと思います。

また、足元がぐらぐらする時が来るかもしれないけれど、一生懸命自分の根っこを伸ばして、安定した生き方を送りたいと思っています。

「なんだか生きづらいなあ」と思っている人には、本当に「森田式メンタルタフネス」を体験してほしいと思います。ちなみに、夫にも「強み」のチェックをしてもらって、夫婦関係の再構築に役立てています」。

もうお一人。

「講座を受講して、そのままの自分で十分個性的であり、強みを持っているのだと、自分自身に対する見方が大きく変わりました。

何かスキルを身につけたわけではないのに、楽になったし、これから先の自分の可能性が開けたような気がします。座学で知識を得るのも重要だと思いますが、なによりグループワークによって体感したことで、心の「タフネス」が身についたと思います。

講座では、グループの仲間から自分の個性を改めて認識させてもらいました。自分ではなかなか気づけないし、知っていても、その重要さに気づいてないことが多いんだなー、と感じました。

また、自分が感じたのと同じことを、そのまま講座の仲間にも感じました。みんな素晴らしい個性を持った人ばかりだと。そのことに気づいた時の輝きが強く印象に残っています」。

メッセージをありがとうございます。

心の「タフネス」は、このように個人とグループが作り出していくものでもあります。一人でできることも確かにありますが、それに加えて参加したメンバーからメッセージをもらうことで、本当に大きな力になるのです。感動をもらうこともしばしばあります。

「森田式メンタルタフネス」の講座では、年に何回か修了生が集まる機会（同窓会）を作っています。さらに、最近では「タフネス合宿」も行うようになりました。修了生の中から合宿実行委員長や委員が生まれ、年に1回から2回のペースで開催することが決まっています。

講座は、1回受けただけで楽になる人もいますが、2回、3回と受講することで自分のものにしていく方もいらっしゃいます。違ったメンバーの中で自分の強みと向き合っていくことで、さらに人は開発されていくのだと思います。それだけ人は奥深く興味深いものであるということでしょうか。

第4章　心の「タフネス」を鍛えて悩みから抜け出そう

この章では、「森田式メンタルタフネス」講座の受講生の事例をご紹介することにしましょう。もしかすると、あなたと同じような人がいるかもしれません。参考にしていただくことができれば幸いです。

1 私、これですけど何か！

「私、これですけど何か！」は、講座の参加者きこちゃんの言葉です。きこちゃんは、20代半ばの美大卒のかわいいチャーミングな女性です。初対面の時にすぐ、とてもかわいい方だなぁ～と思いました。

ところが、残念なことにきこちゃんの口から出てくるのは、不安や迷いの言葉ばかりでした。私が感じるのとは反対に、全く自分に自信がないようです。このとき私が思ったのは、「もったいない」でした。

そこで、「講座に出てみない？」と私から声をかけ、受講してもらったのです。きこちゃんは自分をうまく表現できないようでした。自分の思いをうまく伝えられなくて、自分はこのままでいいのだろうか、だめなのではないだろうか、と思い悩んでいるようでした。

きこちゃんの強みは「共感性」「収集心」「目標志向」「調和性」「最上志向」。どうも「共感

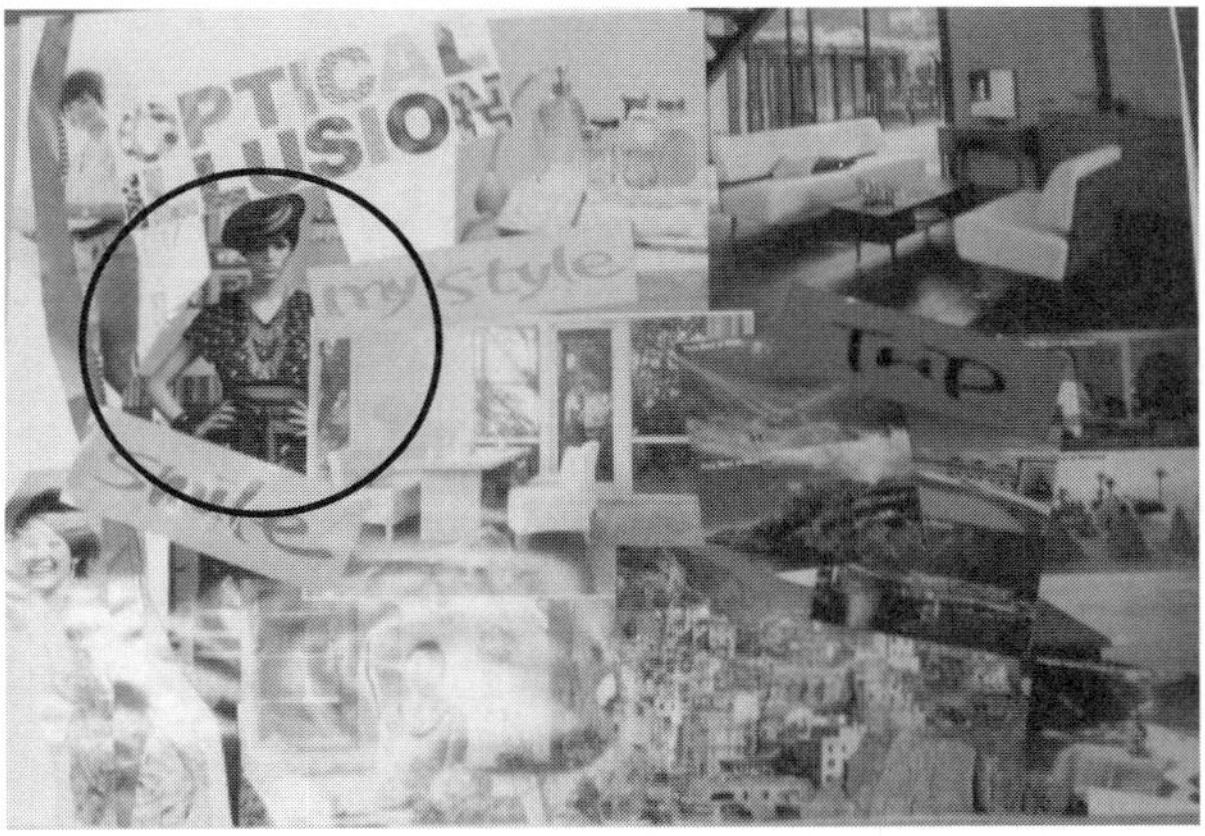

マルで囲んだ部分が「私これですけど、何か！」を表しています

性」と「調和性」そして「最上志向」が強く出すぎていたために、「周りと合わさないといけない」、「こんなもの（自分のアイデア）ではいけない」という思いが強くなっていたようです。せっかくの強みも、出すぎると弱みとなって現れることがあります。

そんなきこちゃんが作ったコラージュ。強みがうまく表現できている、ありたい姿を描いたコラージュになっていると思います。表題の「私、これですけど何か！」は、きこちゃんが使ったそのままの言葉です。私は、この言葉がとても気に入っています。

周りの目を気にして、私を出さないようにしているのではなく、本来の私を「これが私です！」と自信を持って表現できる。いまでも、その時のきこちゃんのようす、はにかみながらも力強く語った姿が忘れられません。

講座は2日間ありますが、第3章で触れたように、1回目と2回目の間を3〜4週間空けるようにしています。

きこちゃんは、その間に自分の強みを活かす工夫をしました。強く出すぎていたと思われる「共感性」と「調和性」はそのままにして「目標志向」という強みを特に意識したのです。「目標志向」という強みを持っている人は、目標を達成するために素早く、合理的に行動することができます。そこで、たとえば上司に話をしに行くときには、あらかじめ伝えたいことを整理し、伝えることができたら他のことは気にしないことにしたそうです。

その結果、これまでは「うまく伝えられないのでは」と不安ばかりが先行していた状態が影をひそめました。上司には伝えたいことを明確に言葉にして話をすることができ、自信もついたといいます。2回目の講座に来たきこちゃんはイキイキしているように見えました。

「私、これですけど何か！」あなたも使ってみませんか？　この言葉をきっかけに、きこちゃんはふっきれたように思えます。

2 私を受け入れると楽になる

次は30代後半のしょうさんに登場してもらいましょう。とても恥ずかしがりやですが、誠実なとても素敵な男性です。以下は、しょうさんが書いてくれた言葉です。

「私は議論が苦手です。しかし仕事上、お客さんにきつく指摘しないといけない場面があります。そんな時のお客さんは不機嫌そうに見えますし、その場は険悪ムードいっぱいになります。私は、そんな場面が苦手でした。自分は押しが弱いし、強引さもない、社会人としてどうなんだろうと考えることもありました。

そんな時、自分の本来もっている強みの中に「調和性」があることを講義のなかで知りました。そのことを知った時の最初の感想は、人ごとのように「そうかー」という感じでした。それが、講座のなかで上記のような体験談を話して、みんなにフィードバックをもらうと「自分が本来持っている強みがそうさせていたのか」と気づかされました。あの時の力のぬけるような感覚はいまでも忘れません。

この「調和性」は強みであり、お客さんに無理などを言うことが苦手なのは、大切にしている部分が本質的に違うからで「このままでいいんだー」と思うことができました。

現在では、「調和性」という強みをもっと強いものにして、仕事の上でも人を大切にしていこうと思っています。頭ごなしに押し付けるのではなく、話を聞いて、いいところを出し合って、相手に自主的に行動してもらう。そんな仕事のスタイルを目指しています。

もう一つ、私は講座を受講して泣き虫になったような気がします。これまで、私は人前で泣くなんて恥ずかしくてできませんでした。

でも、先生をはじめ受講者の仲間の温かいフィードバックを素直に受け入れるようになってから、自分自身を素直に表現できるようになりました。その結果、泣くことも自然にできるようになったのです。鎧を脱ぎ捨てっぱなしの私でした」。

本来のあなたが持っている自分の強み。その強みを弱みと思っていたり、意識していなかったりしている人が現実には多いのです。自分の強みに気づき、それを素直に受け入れ、意識して行動することで私たちはこれまでより楽に生きることができるのです。

3 私の中に居場所を作ると、人に優しくなれる

講座の1期生にサッコさんという、自分にとても厳しい方がいらっしゃいました。いい仕事をするために一生懸命になっていたという印象があります。ですが、言い換えると「こうあるべき」が強い人とも言えます。こういった方は、「もっとできなければ」と自分に厳しく対処しますが、とかく人にもそれを求める傾向があります。

私にとって、1期生にサッコさんが参加してくれたことは、それからの講座を考えるととてもいい出会いでした。というのも、このサッコさんが、「自分の強みを大切にしていくと、人のことも自然に大切に思えてきた」と言ってくれたのです。「森田式メンタルタフネス」プログラムは、その人の強みに焦点を当てて、その人に自信を持ってもらうことを中心に進めていきますが、これは次のような考えがあるからです。

・一人ひとりは尊重される存在である
・一人ひとりはそれ以上でもそれ以下でもない
・自己信頼が他者尊重につながる

サッコさんの言葉で、私はプログラムをこのまま進めていくことに自信が持てました。

サッコさんは次のようにも話してくれました。

「講座に集まるメンバーは、みんな心の軌道修正みたいなものを求めているのではないかと感じます。求めるものがある同士だから、人の話が聴けるし、自分が語れるのかな。

プログラムに参加していると、不思議に語りたくなってくる。自分の心を自分でのぞくこと。のぞく機会をくれているのかな〜。とにかく、感謝しています」。


30代半ばの女性、ひろりんは次のようなメッセージをくれました。

「人はそれぞれ異なる強みを持っていることを知ったことで、他の人に対して寛大になれた気がします。これまで、何でこの人はこんなことが出来ないんだろうとイライラすることがありましたが、今は相手の弱みをどのようにフォローしてあげるか、そして、相手の強みで私の弱みをどうカバーしてもらえるか、お互いに補い合うという考え方が出来るようになりました。

また、自分自身については、これまで、自分の考えが正しいのか、周囲に受け入れられるか自信がありませんでしたが、強みの部分は自信を持ってよいし、主張してもいいんだと思うことができました。自分のよさと他の人のよさとどちらも受け入れることができるようになった気がします。

また、一緒に受講した仲間に心を開き、格好悪い自分の姿を見せたことで、自分の本当の気質に気づけました。これまで無理にそれを押し殺していたのだと思います。

具体的な強みに気づくことができると、前向きになれますね」。

「森田式メンタルタフネス」プログラムは、自分の中に自分の居場所を作っていくことを目指しています。自分の中に居場所ができると、人は安定し、自分らしさを発揮できます。だからこそ、人にも優しくなれるのではないかと思います。そんな優しい修了生たちと関わっていく中で、居場所をもらっているのは、私の方かもしれません。

4　とらわれとこだわり

30代の女性、ルリさんのケースをご紹介しましょう。

彼女は、仕事ができない、能力がないのではないか、どこか病気なのではないかという悩みを抱えて私のところに相談に来られました。

話を聴いていると、なるほど仕事上でできないことが多いようです。いろいろ上司から指導されていること、仕事の能力が上がるどころか下がっていることなどが、ルリさんの口から語られました（ただし、これはあくまでもルリさんの思っていたことで、実際はわかりません）。お話を伺っていて、病気でないことははっきりしました。ルリさんの中では、自分の苦手な部分ばかりがクローズアップされていて、いいところ（強み）はどこかに追いやられてしまっているようです。

自分に自信がないので、自分で決められない状態になっている。そんな問題もあるようでした。今の仕事は自分には向いていないと思って、会社を辞めようと決心したこともありましたが、上司に説得されると「そうか」と考え直して、決断ができない自分と戦い続けていました。

しかし、講座を受けて自分の強みを認識したルリさんは、仕事を続けながらも自分を活かす道を探し始めました。それも行動的に。これまでのルリさんとは全く違う人のように、積極的に電話をして聞いてみたり、仕事相手を訪ねて話をさせてもらったり。自分は仕事ができない、自分はダメだという思いにとらわれていた、かつてのルリさんとは別人です。イキイキしていて、皆からきれいになったと言われるようになりました。

結局、ルリさんは、「自分は仕事ができない。だからダメだ」という思いにとらわれていたのです。この「とらわれ」から抜け出して、自分が主体となる「こだわり」の状態に到達したときに、ルリさんは悩みを解消することができました。

「とらわれ」と「こだわり」は似た言葉ですが、実際は大きく違います。「とらわれ」は知らず知らずのうちに何かを気にして、そこから抜け出せなくなっている状態です。一方、「こだわり」は自分が主体的に何かを気にしている状態です。

主体が自分であると意識すれば、問題に直面したときも解決策は自分で決めるようになります。そしてその責任は自分が取るというスタンスを、自然にとるようになります。一方、主体が自分以外だと、つい問題を他者のせいにしてしまいます。そして、口を開くと不平不満が出てきて、やがて自分のできることがなくなっていきます。

心の「タフネス」を手に入れると、「私のことは私が決める」習慣が身につきます。その結果、ルリさんのように悩みから抜け出せることがあるのです。ルリさんからは、「主体的に生きる」ことのエネルギーの大きさを見せてもらいました。

第5章　もっと幸せに生きるための6つのアドバイス

「change は chance」という言葉を初めて聞いたのは、15年前ぐらいのことでしょうか。「change」の「g」を「c」に変えるだけで「chance」になる。一文字変えるだけでいい。この話を興味深く聞いた覚えがあります。

「変わることはチャンスになる」。ワクワクする言葉です。しかし、人は、よりよく変わるとわかっていても、変わることに怖れを抱くようです。もっと幸せに生きるために、よりよく変わることを始めてみませんか?

この章では、いま変わりたいと思っているあなたのために、自分を変えるために役立つ方法をアドバイスすることにしましょう。

1 北風と太陽の教訓 ～心に太陽を

あなたは、イソップ寓話の「北風と太陽」の話を覚えていますか?

ある時、北風と太陽が力比べをすることになりました。そこで、旅人の上着をどちらが早く脱がせることができるかという勝負をしました。

まず、北風が力いっぱいに、そう、ほっぺたを膨らませて、これでもかというくらいに吹いて、旅人の上着を吹き飛ばしてしまおうとします。しかし、寒さに震える旅人はかえって上着をしっかり押さえてしまいました。北風は、旅人の服を脱がせることができません。

次に太陽が、旅人を燦々《さんさん》と照りつけました。暑くなった旅人は、耐え切れず自ら上着を脱いでしまいました。勝負は太陽の勝ち！　です。と、こんなお話でしたよね。

前にも書きましたが、講座の受講者のみなさんの感想としてよく聞かれる言葉は、「鎧を脱いでいく過程だった」です。

今あなたは変わりたいと思っています。身につけた鎧を脱いでしまいたいと考えています。

あなたは、脱いでしまいたいと思っている鎧をどうやって脱ぎますか？

あなたは、おそらくこれまでも脱ごうと努力をされてきたのでしょう。何とかしなければと一生懸命努力されたのかもしれません。

その姿は、まるで北風が旅人の上着を脱がそうと、力んでほっぺたを膨らませて、苦しそうな顔をしているのと重なります。北風が苦しそうに見えるのは、何とか弱みを克服しようとして、苦手なことに取り組んでいるあなたの姿と重なったりもします。

しかし、強みを活かすことを知ったあなたは、北風のように無理をする必要はありません。何とかしなければと悲痛な顔をしなくても、これまで着てきた鎧を脱ぐことができます。

そう、太陽を使えばいいのです。太陽とはあなたの強みのことです。それは、本来あなたの中にあるものです。その太陽の力を借りて1枚1枚鎧を脱いでいけばいいのです。あなたの強みは、太陽のように威力があります。

何より太陽はあなたの心の中にあります。心の中に太陽があると想像してみてください。それは、確かにあなたが持っているものです。そう信じることができると、あなたは身体の中から温かくなっていきます。強みという太陽で、あなたのこれまで着ていた鎧を脱いでいきましょう。自分の強みを信じることで太陽が輝き、きっと暑くて鎧は着ていられないでしょうね。

心の中に輝きに満ちた太陽を意識してください。その輝きを、自信を持って外に放っていきましょう。心の中の太陽の温かさをじっくり感じてほしいと思います。

2 手放すために話す　～話す時は手を放す

カウンセラーという仕事をしていると、よく感じることがあります。相談者は、「辛いんです」「楽になりたい」「こんな私の性格を変えたい」と訴えてきます。お話を聞きながら、聞いているこちらも辛くなります。

そんな時、相談者はたいてい両方の手を固く握りしめています。何とかそんな自分から離れたいと口では言うのですが、手は固く握ったまま。

「悩みから解放されたい、手放したい」という言葉とは裏腹に、身体は「絶対に手放すものか」と表現しているようにさえ見えます。カウンセリングでは、自分の頭の中にあることを話すことで、悩みや問題点を手放していきます。「話す（はなす）」ことは「手放す（はなす）」ことにつながります。

先日、知り合いが「神様に向けて困っていることを書く」ことをしたそうです。書きながら涙がボロボロ出てきたと伝えてくれました。お願いではなく、困っていること（こんなことが起きている）に焦点を当てることで手放すことが可能になり、現在の自分と向き合うことにつながったのでしょう。その結果、開放されたのだと思います。

また先日、仕事でさまざまなアイデアを出す会議の進行をしました。10人程度の幹部会だったのですが、よく見ると腕を固く組んだままでアイデアを出そうとしていた人が数人います。まるで北風のように思えました。そこで、カラフルなさわり心地のよいボールを渡して、「そのボールをさわりながら話してほしい」と伝えたところ、当然ではありますが、腕組みはできなくなり、少しずつですが表情が柔らかくなっていきました。数時間後の発言に変化が出てきたのは見ていて面白いと思いました。

どうぞ、悩みを語るときには握っている両手の指を1本1本ゆっくりていねいに開いてみてください。まずは手放しましょう。そうすることで、解き放たれるものも多いように感じます。

そして、アイデアを出すときは、腕組みはせずに手を自由にして考えてみませんか？

3 自分を喜ばせる

しばらく前、友人がちょっとつまづいただけなのに足首の骨が折れたらしく、緊急手術をしました。最低でも1か月の入院が必要とのこと。最初は、自分が動かないと仕事に穴があいてしまうことばかりが頭を占めて、手帳いっぱいに書かれているスケジュールをどうやりくりするかを、いつも考えていたそうです。足の痛みもともなって悔しく情けない思いをしただろうと思います。イライラもしていたようです。あなたが、こんな立場だったら、どんな気持ちがしますか？

それが、日を重ねていくうちに、お見舞いに訪れる人から次の言葉が聞かれるようになったとのこと。

「最近、表情が柔らかくなったね」「とても優しい表情になったね」と。

私も、そう思いました。仕事、仕事と言っていた時は、エネルギッシュではあるけれども、どことなく焦っているようでもあり、ゆとりが感じられませんでした。入院からしばらくたった後の友人からは、柔らかい表情に加え、余裕も感じられました。

有無もいわせず与えられた休息の時間ですが、何よりそれが友人のこれからによい影響を与えたようです。私たちは、たまには立ち止まることも必要なのでしょう。

私も、ときどきフラッとどこかに行きたくなりますし、実際に行きます。そんな時には、一人になって、ぼ～っとする時間を大切にしています。自分で積極的にそんな時間を取らない人は、もしかすると怪我や病気という形で、否応なしに休まざるを得ない時間を与えられるのかもしれませんね。そんな痛い思いをする前に、自ら進んで自分が喜ぶ時間を取りたいものです。

あなたは自分を喜ばせるために、どんな時間を自分にプレゼントしますか？

4 引き算メガネ

誰かのいつもと違った一面を発見すると、嬉しくなることがあります。

では、苦手だと思っている人に対してはどうでしょうか？

あなたは苦手な人はいますか？　私は、カウンセラーとコーチという仕事をしています。人の内面に大きく関わるカウンセラーやコーチは、常に自分を高めていなければなりません。そこで、セルフデベロップメントリストというリストで自分のチェックを行います。

このとき、100のリストのうち80以上チェックがつくことが原則とされています。環境、自己啓発、コミュニケーション、健康、経済など10のジャンルがあり、それぞれ10のリストがあります。かつて、私がどうしてもチェックがつかなかったのは、「どこかで出会っても苦手な人はいない」という項目でした。

現在では、気にするほど苦手な人はいないのですが、そのころは一人いました。何とかしたいと考えた結果、やってみたのはその人の違う面を探すことでした。別な一面に焦点を当てれば、人は違って見えます。それは、苦手だと思っている部分を無理によく見ることではありません。さすがに、それは難しい。

いくら私にとって苦手な人でも（正確には苦手だと思っている人）、全部を知っているわけではありません。必ず知らない面もあるし、知っていると思っていても、思い違いをしていることもあるはずです。そこで、その人の違う一面に目を向けることにしたのです。

そうそう、こんなことはありませんか？　会う場所が違うと別人に見える、ってこと。同じ場所でも、服装や立場が違うと別人に見えることもありますよね。そう考えると、私たちが見ているその人は、本当に一部分なのでしょう。

だから、きっと別の一面もあるはずです。別な一面が見つかったら、それはそのまま受け止めましょう。間違っても、「いいところもあるけど、やっぱり〜だよね」と話を元に戻さないこと。その人のいいところを、「こんな一面もあるんだよね」とそのまま受け取りましょう。そうするだけで、苦手だと思っていた人が別人に見えます。

ただし、苦手な人に対して「好きにならなくちゃいけない」と思う必要はありません。社会人として普通にお付き合いはしましょう、ということです。

もう一つ提案です。苦手な人と話をするときは、「引き算メガネ」をかけてみませんか？

そう、苦手なところが引き算されるメガネ。つまり、苦手なところは見過ごしたり、聞き流したりするのです。これも、立派なコミュニケーションスキルです。

5　日ごろ使う言葉を大切にする

みなさんの口癖はどんな言葉でしょうか？　私はどうも「すばらしい！」「素敵！」「すごい！」とよく言っているようです。そして、「ま、いいか」なんだそうです。このことのよし悪しは別にして、言葉はとても大切です。

「人は自分の言葉にもっとも納得する」といわれます。自分の口から出た言葉に影響を受けるのであれば、私たちは日ごろから意識して言葉を使うようにしなければなりません。

私は講座の最後に、ほめるワークをよく行います。その時にいつも思うのが、ほめ言葉を口にしている人がいい表情をすることです。もちろん、ほめられている人も嬉しそうなのですが、それ以上に、ほめている人の表情がよくなるのです。良質な言葉を使うことは、それだけで自分によい影響を与えるのでしょう。

座談会にも出てくれたみくさんは、ほめられたときに必ず「いやいや」とか「そんなことありません」などと言っていました。せっかく人がほめてくれているのに、つい否定の言葉が出てきます。

しかし、講座を受講して以来、その「いやいや」をやめて「ありがとうございます」と返答するように意識しているそうです。また、よくないことがあって頭の中であれやこれやと考え続けている時などには、「まっいいかぁ」と言うようにしたとか。

あなたは、自分に何かを言い聞かせた経験はないでしょうか？　たとえば、たくさんの人の前で話さなければならないとき。「大丈夫、目の前は人ではなく芋畑」「手の平に『人』という字を書いて呑むとあがらない。私は呑んだから大丈夫」なんて。

そうそう、朝起きて顔を洗う時に「いい顔してる」「なかなかいいじゃん」などと鏡で自分の顔を見て言い続けていると、人は本当に魅力的な顔になる。そんな話もありますよね。

自分で自分に何かをいい聞かせることは、自分を変えることに役立ちます。

自分に何かを言い聞かせる時には、次の五つことを意識してください。

①成長・進化できる自分を見つめる

まずは、一歩でも二歩でも前に進むことができる自分を信じましょう。そう、そのためには、まず背筋を伸ばしてあごを引いて前を見ましょう。その先に、どのくらい先かはわからなくても成長・進化するあなたがいます。

一歩がしんどい時は、半歩でも、四分の一歩でもいいのです。たまには止まることがあってもいいので、成長・進化できる自分を見つめ続けましょう。

②肯定文で語る

「私は疲れていない」ではなく「私は元気だ」「私はイキイキしている」。

「緊張しないようにしよう」ではなく「私はリラックスしている」。

そして、ほめられた時には、

「そんなことはありません」ではなく「ありがとうございます」。

③できるだけ具体的に

「上手にやろう」より「笑顔で一つずつ丁寧に取り組もう」。

「自信を持って話す」より「背筋を伸ばして、前を向いて、話しかけるように話す」。

④繰り返す

何度も言うことが、私たちに影響を与えます。肯定的な言葉を、何度も何度も繰り返し自分に投げかけましょう。

⑤望む未来を語る

こうなりたい、ああなりたい、こんなことがしたい、ああしたいを語りましょう。現実をしっかり見ることができるあなたも素晴らしいのですが、時にはあなたが望む未来について語ることをお勧めします。そう、それを具体的な言葉で、肯定的に語るともっといいですね。

「人は自分の言葉に納得する」。さぁ、あなたを元気にする言葉は何でしょう？　見つかったら、できるだけ声に出して使ってみましょう。

6 幸せ感度を高める

あなたは、以前よりも幸せに生きることができていると感じることはありますか。

幸せは、「幸せ感度を高める」ことで、より感じやすくなります。ここでは、「幸せ感度を高める」ためのイメージトレーニングをしてみましょう。

目を閉じて頭の中に幸せを思い描いてください。

そして、「私は幸せだなぁ～」と言ってみてください。できるだけ集中してください。

「幸せだなぁ～」という言葉には何が含まれているのでしょう？

・「幸せだなぁ～」と言っているあなたは、どのように見えますか？　具体的に教えてください。

・あなたは、どこで（場所）「幸せだなぁ～」と言っているのでしょうか？

・あなたの傍には誰がいますか？

・あなたは、何をしていますか？

幸せの感じ方は人によって違います。しかし、幸せの感じ方は、その人の意識や考え方によって増やすことも少なくすることもできるのです。場合によっては、「全く幸せなことなどない」と思うことだってできるのです。

私が大学の教員をしていた時に、学生たちに「昨日何か幸せなことはあった？」と訊ねたところ、「幸せと感じることなんかないよ〜」「何にもいいことなんかなかった」という答えが返ってきました。

そこで、ある年配者の会でのことを話しました。そこでも、同じように「昨日何か幸せなことはありましたか？」と訊ねたのです。そこでは、「昨日は月がきれいで、とても幸せな気分になりました」と言われました。

それを学生に伝えたところ、「何にもいいことなんかなかった」と答えた学生が、嬉しそうな顔をして答えてくれました。

「そういえば、いつもは間に合わない電車に、昨日は間に合うことができた！」。先ほどの表情とは全く違います。答えた学生の表情が全く違ってきたら、その場の空気も変わりました。私も、私もと、次々と幸せだと思うことが出てきました。

どうやら、幸せは私たち次第で増やすことができそうです。幸せ感度を高めることは、幸せを呼びよせることにもつながるのでしょうね。
幸せ感度を高めるために、あなたは何から始めますか？

終章　心が晴れやかになる自分との10の約束

1 「メンタルタフネス」の美学

ここでは、私の考える「メンタルタフネス」の美学を語らせてください。なぜなら、心の「タフネス」を手に入れた人はみんな、美しくなっているからです。一人ひとり写真を載せたい思いです。私は美を語る何の基盤も術も持ち合わせていませんが、みな輝いていると感じます。講座の同窓会では、「きれいになったね」「いい顔しているね」という言葉が飛び交っています。

それでは、「メンタルタフネス」の美学とは何なのでしょうか。そのことをお話する前に、そもそも美学とは何なのかについて少し触れておきます。

中井正一さんの『美学入門』(中公文庫)という本を読んだことがあります。その中に、「美しいとは何であるか、芸術とは何であるかを考えたずねてゆくことが美学なのである」と書かれています。また、この本には「自然の美しさとは」について書かれたところがあります。ここで引用してみましょう。

「私たちが、日常のことで思い悩み、腹を立てたり、悲しんだりして疲れはてたとき、ふと、自然を見て「ああ、こんな美しい世界があるのを、すっかり忘れていた。どうして、これを忘れていたのだろう」と何だか恥ずかしくなり、やがて、悲しみや、怒りを忘れてしまい、自然の景色の中につつまれ、『ああいいな』とうっとりとその中に吸い込まれて行くことがある。この時私たちは、宇宙の秩序の中につつまれることで、その中に引きこまれて、自分の肉体も自分は意識しないけれども、直に直接に響きあっているのである。美に打たれるというこころもちはこんなことではあるまいか。」

この自然の美について書かれているところをあらためて読み返していると、講座の「タフネス・ロード」のワークで、参加者が自然の中で、自ら自分の強み受け入れていく様が思い浮かびました。

この本には続いて、こう書かれています。

「自然の大きな秩序につかまれ、抱かれて、私たちは自分の肉体をも、その中にそれにふさわしくゆだねまかせて行っているのである。しかもそれは無理にそうなって行くのではなしに、そうすることではじめて、自分が何を求めていたかがはっきりわかり、『ああそうだったのか』と、自ら安らかさを感じ、のびのびと、気が開けて行くこころもちになるのである。

こんなこころもちの時、それを美しい心とか、美の意識とかいうのである。」

講座の受講者の一人のしずちゃんは、自分が作ったコラージュを自然の中で見直すことによって、こんな心境になったそうです。

「コラージュを作ったときは、コラージュの中に自分で納得できず不安に思っている部分がありました。その時は、まだまだ自分の強みを受け入れられず、どちらかというとクズのように思っていました。それが、自然の中で自分のコラージュを見つめなおしていると、とても価値あるものに見えてきたのです」。

自然の中でのびのびと気持ちが開放されていったのでしょう。まさに、美しい状態にあったのだと思います。

私が心の「タフネス」を美学として語りたい気持ちになったのは、そんな経験があったからかもしれません。

美しいものを使い勝手のよいものに
使い勝手のよいものを美しいものに

この言葉については、第1章でも触れました。メンタルタフネスのプログラムを考えていたときに、私が作ったコラージュの中にある言葉です。次ページに掲載したのは、その時の私の作品（？）です。

その時に、私はこの言葉を次のように理解しました。

「美しいもの」とは強みのことです。「使い勝手のよいものに」とは、せっかく持っている強みだから、人から借りてきたものではないから、日常的に使いましょう！　ということ。もし普段から、使い勝手よく何の意識もせずに強みを使っているとしたら、意識をして強みを使ってみてください。そうすると、きっとのびのびと美しく強みが発揮できるはず。

何物にも代えがたい、一人ひとりの存在。それは、自分を含めた誰からも認められるものです。あなたの中にある強みを意識して、美しく発揮していきましょう。それが心の「タフネス」の美学の基本的な考え方です。

コラージュの中の「山はさまざまな形の芽吹きで彩られる」というのは「一人ひとり違う」「私らしさ」があるということです。あらためて今見返してみると、それぞれの「極上の輝き」、「本領発揮をサポート」したいという私の思いがここに表現されているなと思います。

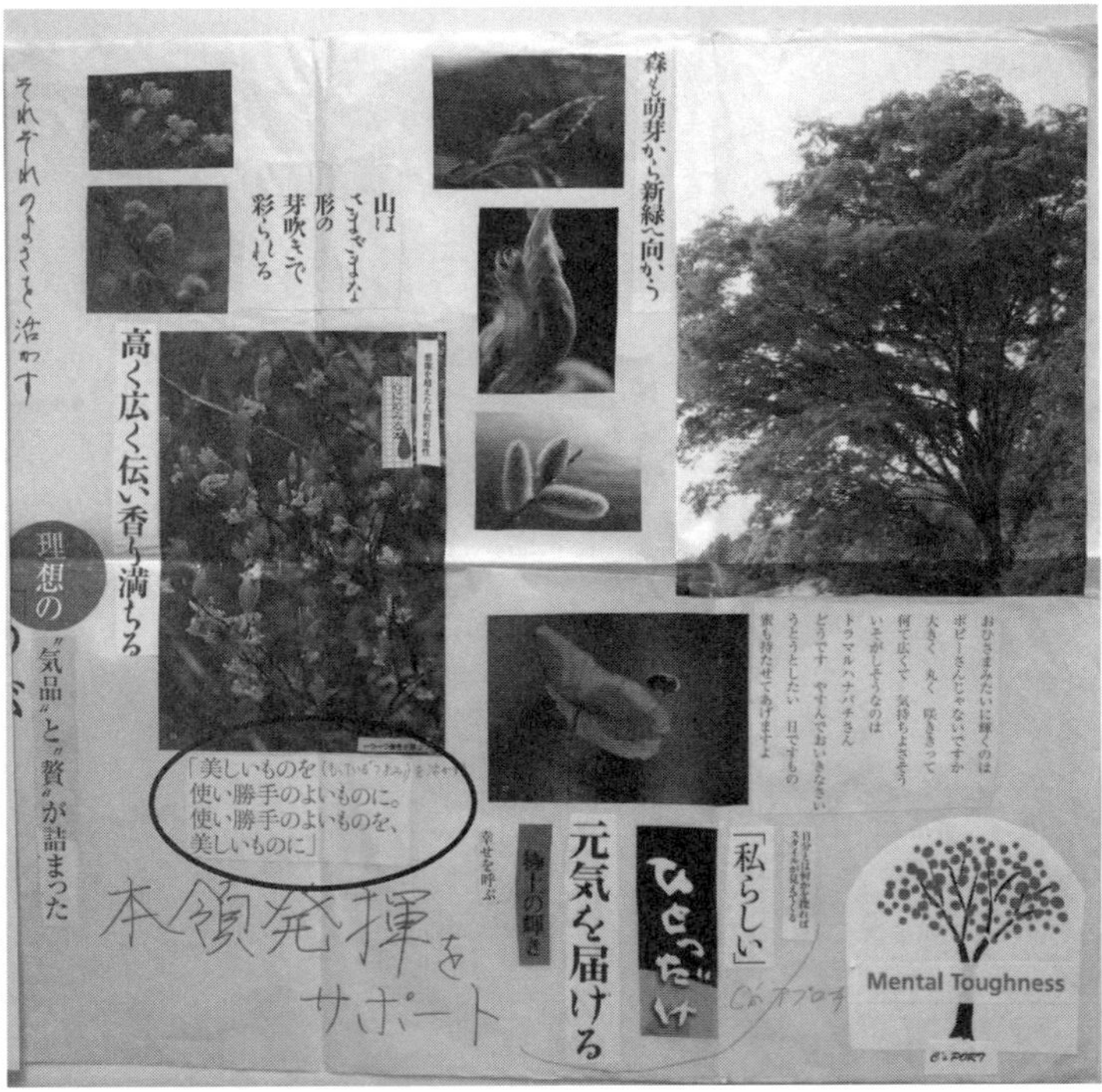
それぞれのよさを活かす
山は
さまざまな
形の
芽吹きで
彩られる
森も萌芽から新緑へ向かう
高く広く伝い香り満ちる
理想の
〃気品〃と〃贅〃が詰まった
「美しいものを
使い勝手のよいものに。
使い勝手のよいものを、
美しいものに」
おひさまみたいに輝くのは
ポピーさんじゃないですか
大きく　丸く　咲ききって
何て広くて　気持ちよさそう
いそがしそうなのは
トラマルハナバチさん
どうです　やすんでおいきなさい
うとうとしたい　日ですもの
蜜も持たせてあげますよ
幸せを呼ぶ
元気を届ける
ひとつだけ
「私らしい」
Mental Toughness
本領発揮を
サポート

この本を手に取って読んでくれたあなたの、極上の輝きを少しでもサポートできたとしたら幸せです。

私は、この本をここまで書いてくるのに、一貫して気を付けて書き進めたことがあります。それは、私の強みを信じて書いてきたということ、また、受講者のメンバーの顔を思い浮かべながら書いてきたということ、そして、できるだけ否定的な言葉は使わないということです。できるだけ可能表現を試みました。

言い換えれば、これが私の「メンタルタフネス」の美学のこだわりです。

2　心が晴れやかになる自分との10の約束

最後に、あなたのために「心が晴れやかになる自分との10の約束」をお届けします。ぜひ、ご自分で、自分との約束をしてみてください。

10の約束があなたを幸せに導くことができれば嬉しく思います。

心が晴れやかになる自分との10の約束

約束1　私は、ありのままの自分を受け入れます。
　今の私は、これ以上でもこれ以下でもありません。

約束2　私は、私がどう感じているのかを知っています。

約束3　私は、がんばったことを誰かに伝えます。「私は一生懸命やりました」って。

約束4　私は、自分の強みを知って、それを活かします。

約束5　私は、私の意思で行動します。
　心のブレーキを踏む、踏まないを自分で決めます。

約束6　私は、失敗やうまくいかないことがあることを認めます。
　私は失敗することも間違うこともあります。

約束7　私は私の素敵部分を見つけます。

約束8　私は、なりたい自分を思い描きます。そのためにできることから始めます。

約束9　私は、私のことを尊重（大切に）します。

約束10　私は私の幸せを実感できます。

おわりに

「しなやか力」ということ

あなたは、重い鎧を脱ぎ棄てていく覚悟はできたでしょうか？

すでに脱ぎ始めていて、体が軽くなっていく感じを味わっている方もいると思います。

でも、まだまだ重い鎧を脱ぐことに不安を感じている方、鎧は取りたいけれども鎧がどうもうまく脱げない方もいるのではないかと思います。

実際に「森田式メンタルタフネス」の講座を受けても、1度ではすっきりしない方もいます。

それは当然ですね。長い間鎧を身に着けていたのだから、脱ぐのが怖い気持ちもわかります。

そんなあなたは、「自分はこんな鎧を身にまとっている」と自分の状態を認めることから始めてください。それだけでも、ずいぶん違ってくるはずです。

鎧を脱ぎたい、自分に似合う服を着たいと思うあなたは、思い切って鎧を脱ぐ覚悟を決めてください。その覚悟はあなたに大きな力を与えるでしょう。時にその覚悟はあなたのプライドを傷つけるかもしれません。チャレンジしても思うようにいかないこともあるからです。しかし、そのチャレンジは、あなたが望むあなたに一歩近づくことに役立っています。

私たちは毎日生きています。生きていれば当然のことながら、よいことも悪いこともあります。時には感情を乱されることもあるでしょう。

仏教に「無所得」「無所悟」という言葉があるそうです。修行しても得られるものはないし、悟るものもない、という意味だそうです。

「修行は取引ではない。修行と交換で何かを手に入れようとすることではない。たとえそれが最終的に手に入ろうと入るまいと、修行自体に打ち込んでいく姿そのものに、悟りがあり仏が現れるのだ」ということだそうです。今の私にできる精一杯をすること、この過程が大切ということでしょうか。

人事を尽くした結果の天命であれば、それを受け入れるしかないですね。「がんばった」結果が望む結果でないとしても「しょうがない」「ま、いいか」と受け入れる。第3章でお話しした「起こることはそれですべて最高さ」「起こらなかったのはそれで最高だったのさ」というインドの古い寓話も同じことを言っていますね。

昨年の1年間を振り返ってみても、計画通りにいかなかったこと、思うようにならなかったことはたくさんあるでしょう。しかし、今年になって急に動き出した計画があったり、今だから出てきたアイデアがあったりと、昨年うまくいかなかったことが今年になってうまくいっていることがあるはずです。

本当に不思議なものです。

人事を尽くした後には、いま起きていることをあるがまま受け入れる。そんな「しなやか力」を手に入れることこそが、生きやすさにつながるのではないかと思います。

できることはやった。でも思うようにならなかった。

そうか、しょうがないね。で、どうする？

あなたの強みが、きっとあなたの助けになるでしょう。

しなやかにタフに、あなたの毎日を楽しみましょう！

謝辞　メンタルタフネス講座に参加してくれたメンバーと、この本にかかわってくださったすべての方に心から感謝いたします。

森田由美子

強み診断について

私たち一人ひとりが持っている強みは、自分で気づいているものもありますし、気づいていないものもあります。気づいていないばかりか、本文に書いたように、弱みと思っていたということもよくあります。

私は、一人ひとりの強みを、三つの観点から見たいと考えました。

一つ目は自己評価です。いわゆる、自分が気づいている強みのこと。

二つ目は他者評価です。周りの人から言われた強みです。

三つ目は強み診断などによる評価です。強み診断テストなどをしてデータとして出てきた強みのことです。

三つ目の「データとしての強み」を知るために、私は、本文でご紹介した『さぁ才能に目覚めよう！』という本をこれまで使ってきました。しかし、この本は米国の学者の書いたものなので、強みの項目が私たち日本人になじみの薄いものであったり、説明文も日本ではわかりにくいものだったりする部分がありました。そこで、日本の大学の頭脳をお借りして、「私の強

み　～五源の導（ごげんのしるべ）～」という強み診断を独自に作成しました。

この強み診断には、32の項目があり、それぞれ漢字一文字に対応しています。診断を行うと、それぞれの人ごとに特徴的な5つの要素（漢字）が抽出され、それぞれに説明文がつくようになっています。

32の漢字は以下の通りです。

「敬」「謙」「志」「策」「義」「創」「極」「拝」「恩」「解」「気」「愛」「勇」「癒」「起」「情」「信」「包」「慎」「和」「望」「育」「率」「等」「誠」「学」「雅」「優」「柔」「結」「陽」「律」

5つの漢字をもとにご自身について観察することが可能になりますので、是非チャレンジしてみてください。

強み診断「私の強み　～五源の導（ごげんのしるべ）～」はC's PORTのホームページ（http://www.cs-port.net/）より実施可能です（有料）。

あなたの5つの強みを表す漢字、どれだと思いますか？

【予想】
□□□□□

【実際】
□□□□□

◎著者プロフィール
森田 由美子（もりた　ゆみこ）

日本プロコーチ認定評議会マスターコーチ
日本産業カウンセラー協会シニア産業カウンセラー
USA インスケープ社認定 DiSC インストラクター
日本秘書教育学会 秘書教育認定講師
秘書技能検定試験１級
速記士１級 他

企業社長秘書、福山大学非常勤講師、広島中央女子短大助教授などを務めた後、現在（株）C's PORT の代表取締役。短大教員時代に悩みを抱えた学生たちの話を聞いた経験をきっかけに、大学院や産業カウンセラー協会でカウンセリングの勉強を始める。2002 年に個人事務所を設立、2009 年に法人化。

現在は、企業数社のメンタルヘルス支援、カウンセラー、人材育成コンサルタントなどを務めながら、官公庁・企業・病院などの研修を担当。管理職の方々のメンタルヘルスケアからスタートした講座は今年で 10 年目。のべ 8 万 2000 名以上の力を引き出してきた経験と教員経験を活かし、クライアントの環境・状況に合わせた、実践的な知恵をわかりやすく伝えることが得意。2009 年から個々の強みを最大限に発揮して、元気に活き活き働くことを支援する「メンタルタフネス・プログラム」を展開している。

さっぱりしたキャラクターと、20 代から 60 代まで世代を超えて成果に導くコーチングスキルにより、紹介やリピーターが続出。「元気が出るメンタルヘルス研修」「カウンセリングを受けた人の表情がよくなる」との評価を得ている。山口県出身。

Blog：http://ameblo.jp/cs-port/
URL：http://www.cs-port.net/

カバー・本文レイアウト　庄司朋子

しなやかに生きる力が湧いてくる

メンタルタフネスの魔法

―30代女性に贈る心が晴れやかになるプログラム―

2012年6月15日　第1刷発行

著者　森田由美子
発行者　石田伸哉
発行所　株式会社　コスモの本
〒167-0053　東京都杉並区西荻南3-17-16 加藤ビル202
電話　03-5336-9668
FAX　03-5336-9670
URL　http://www.cosmobooks.com
印刷・製本　株式会社　シナノパブリッシングプレス

©Yumiko Morita 2012 Printed in Japan
ISBN978-4-86485-000-1　C0011
＊落丁、乱丁本はお取り替えいたします。定価はカバーに表示してあります。